Regelin
Vital & beweglich
ein Leben lang

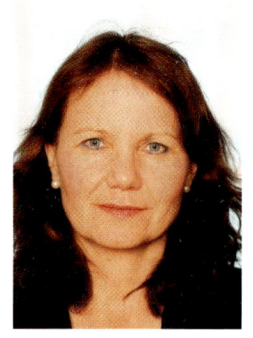

Petra Regelin ist Diplom-Sportwissenschaftlerin. Sie arbeitet seit vielen Jahren als Referentin für Freizeit- und Gesundheitssport des Deutschen Turner-Bundes. Dort berät sie Sportverbände und -vereine und konzipiert und leitet Übungsleiter- und Trainerausbildungen.

Das von ihr entwickelte und geleitete Projekt „Bewegungs- und Gesundheitsförderung für Hochaltrige" ist mehrfach ausgezeichnet worden. Seit vielen Jahren leitet sie selbst Fitness- und Gesundheitssportgruppen, auch für ältere Menschen. Nach Absolvierung eines Journalistik-Studiums schreibt sie außerdem für Zeitschriften und Magazine sowie für Gesundheitsinstitutionen, -verbände und für Ministerien. Sie hat bereits zahlreiche Bücher veröffentlicht. Für die Zeitschrift „Brigitte" ist sie als Fitness-Expertin und Beraterin tätig.

Petra Regelin

Vital & beweglich ein Leben lang

70 alltägliche Übungen
- für sicheren Gang
- für mehr Kraft und Schwung
- beugt Stürzen vor

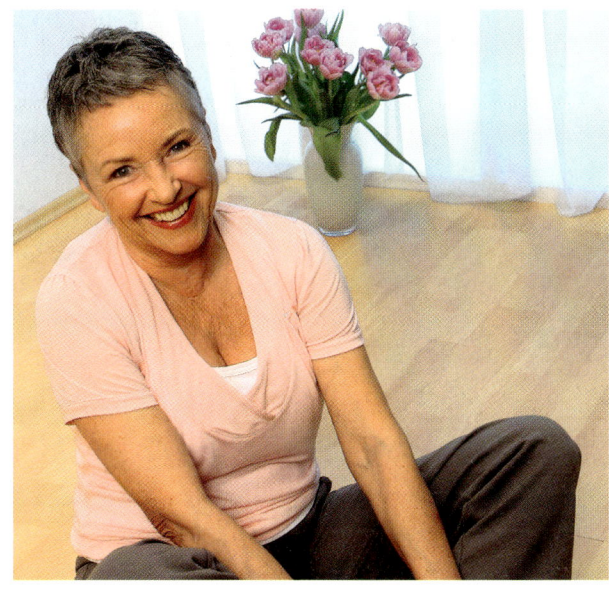

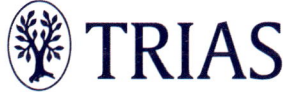

Ihr Zuhause-Training für Körper & Geist

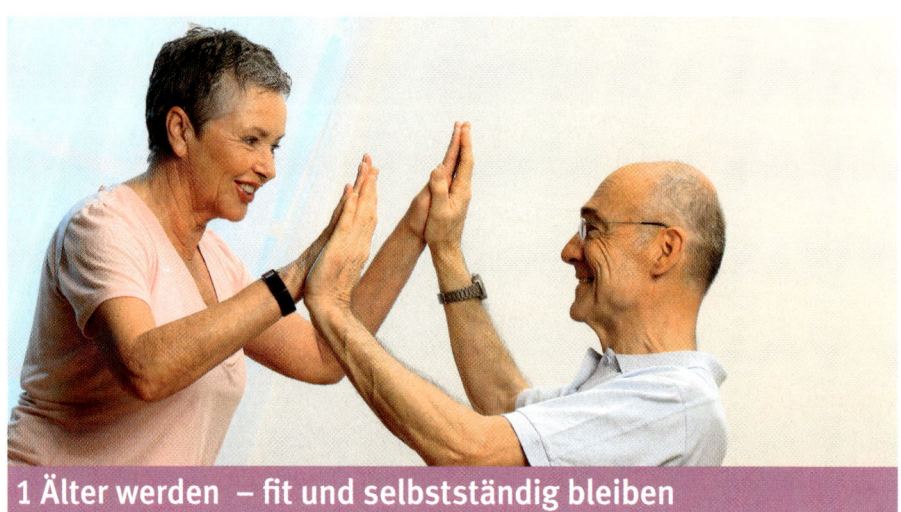

1 Älter werden – fit und selbstständig bleiben

Was Körper und Kopf jung hält   10
- Die Muskeln   12
- Die Knochen   13
- Die Gelenke   14
- Der Rücken   15
- Herz und Kreislauf   16
- Hormone   16
- Das Immunsystem   18
- Gehirn und Gedächtnis   18

Stürze – Teufelskreis von Angst und Unsicherheit   19
- Die Folgen eines Sturzes   20
  – Angst und Unsicherheit   20
- Die Sturzursachen   20
- Äußere Sturzursachen beseitigen   22
  – Stabile Hausschuhe oder rutschfeste Socken   22
  – Sturzrisiken in der Wohnung reduzieren   22

– Eine gute Beleuchtung   23
– Badezimmer und Toilette   23
– Der Weg vom Bett zum Badezimmer   24
– Das Wohnzimmer   24
– Das Schlafzimmer   24
– Treppen   25
– Wer ganz nach oben will ...   25

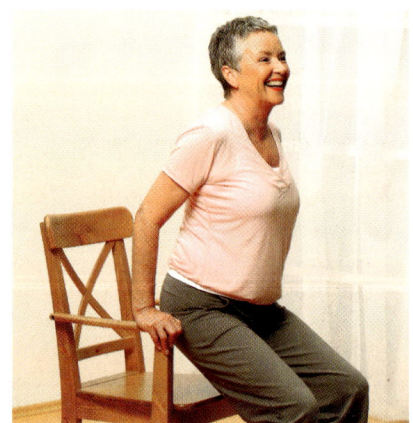

Inhalt

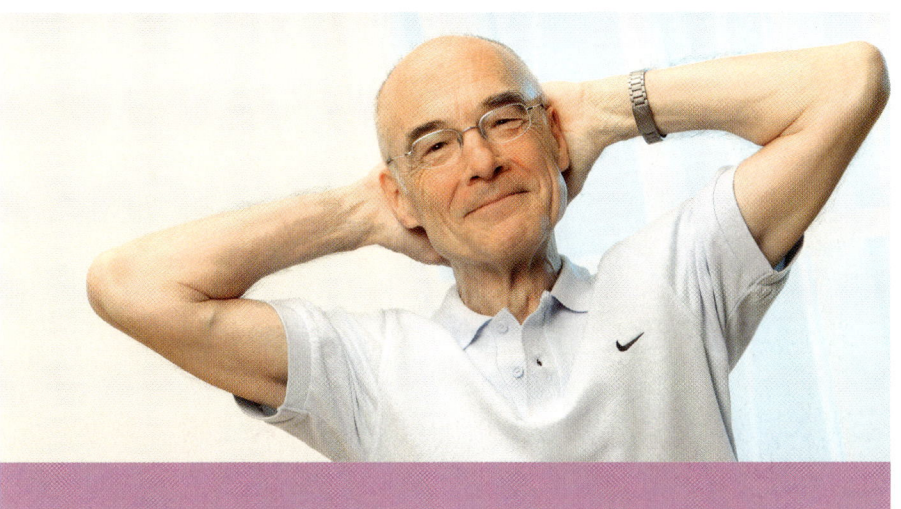

Bewegung hält fit und gesund 26
– Kein Leistungssport, sondern Genießen und Wohlfühlen 27
– Bewegung als Schutzmantel für die Seele 27

Ein bewegter Alltag aktiviert Körper und Kopf 29
▌ Der Körper lechzt nach Bewegung 31
– Das schaff ich gut alleine ...! 31
– 3000 Schritte Tag für Tag – ein bewegter Alltag hält fit 32
▌ Bewegung trainiert das Gehirn 33
– Wenn das Gehirn Winterschlaf hält ... 34
– Der größte Feind ist tägliche Routine 35
– Die Lust zu denken 35
– Bewegung hält das Gehirn jung 36
– Frische Nervenzellen fürs Gehirn 37
– Das Neueste aus der Gehirnforschung: Bewegung senkt das Demenzrisiko 38

Muskeltraining macht stark 39
▌ Krafttraining im Alter – geht das überhaupt? 39
– Sind Sie kräftig genug? 40
▌ Welche Muskeln brauchen Training? 41

Balance-Training stabilisiert und gibt Sicherheit 42

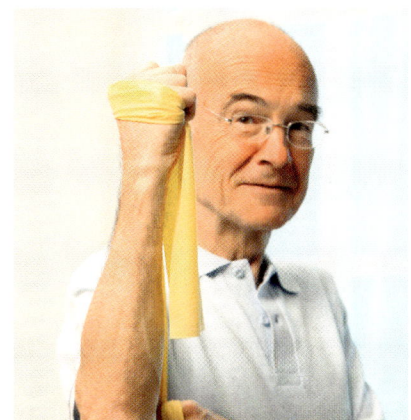

Ihr Zuhause-Training für Körper & Geist

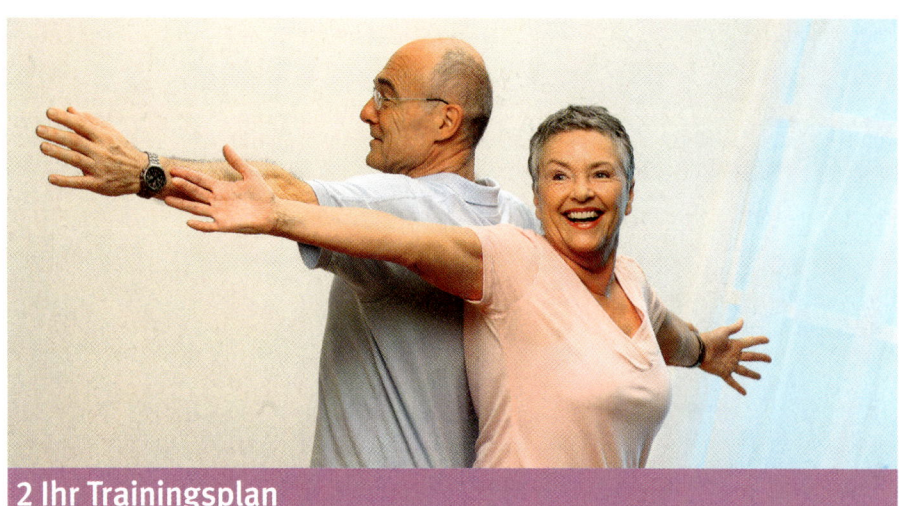

2 Ihr Trainingsplan

▌ Was uns im Gleichgewicht hält	43
– Wie gut ist Ihre Balance?	45
– Der Seiltänzer-Test	45

**Stretching erhält
die Beweglichkeit** 46

▌ Dehnen und mobilisieren – wie geht das überhaupt?	47

**Gleich geht's los: vorab
ein paar Worte** 50

- Konsultieren Sie Ihren Arzt, bevor Sie beginnen 50
- Fordern statt schonen 51
- Für wen sind die Bewegungsprogramme nicht geeignet? 53
- Sicherheit geht immer vor 53
- Besser langsam als schwungvoll 54
- Ruhiger Atemfluss 54
- Trainingspläne dienen der Orientierung 54
- So überwinden Sie Ihren inneren Schweinehund 55

▌ **Zum Aufwärmen** 59
- Gehen Sie am Platz 59
- Schulter kreisen 60
- Arme gleichzeitig pendeln 61
- Dann wechselseitig pendeln 61
- Nun die Beine auslockern 61

▌ **Special: Ihr Trainingsplan**
- Die Gewöhnungsphase: Trainingswoche 1–6 62
- Die Aufbauphase: Trainingswoche 7–12 63
- Wenn die ersten 12 Wochen geschafft sind 66

**Stabiles Stehen und
sicheres Gehen** 67

▌ **Stabil stehen** 67
- Der stabile Stand 67
- Übungen zum stabilen Stehen 68

▌ **Sicher gehen** 74
- Übungen zum sicheren Gehen 75

Inhalt

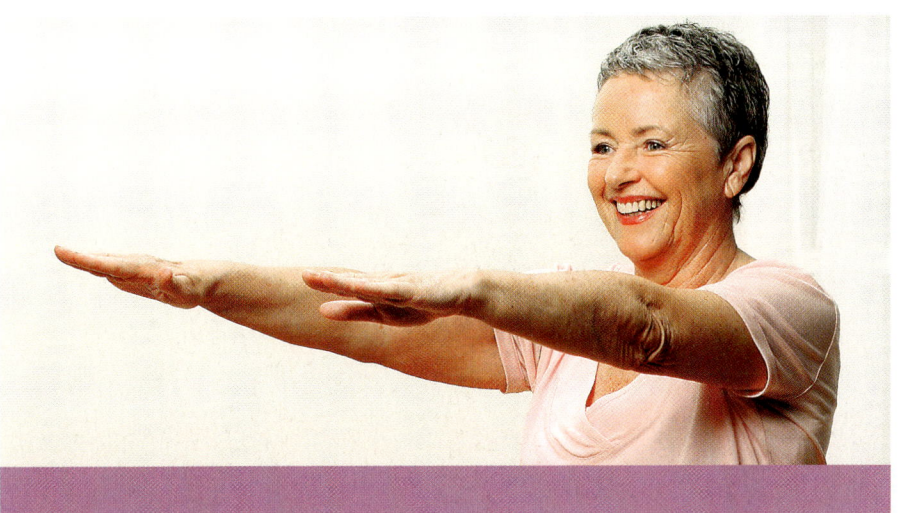

▎ Täglich ein Spaziergang	81
– Über Stock und Stein – Herausforderungen müssen sein!	81
– Überfordern Sie sich nicht!	82

Das Programm für mehr Muskelkraft	**84**
▎ Muskeltraining für Anfänger	84
▎ Die Übungen	85
– Anfangs hilft die Stuhllehne	85
▎ Muskeltraining für Fortgeschrittene	96

Das Programm für eine bessere Balance	**107**
▎ Balance-Training für Anfänger	108
▎ Balance-Training für Fortgeschrittene	116

Das Programm für eine gute Beweglichkeit	**126**
– Die Dehnübungen	126
– Bodenübungen für noch bessere Beweglichkeit	132

Für mehr Vitalität und weniger Schmerzen im Alltag und beim Sport	**135**
▎ Gutes für den Rücken – das Programm gegen Rückenschmerzen	135
– Die Rückenübungen	136
▎ Wellness für das Knie – das Programm für stabile Kniegelenke	141
– Die Knieübungen	141

▎ Service	
– Informationen zu den verwendeten Geräten	145
– Literatur	145
– Hilfreiche Adressen	145

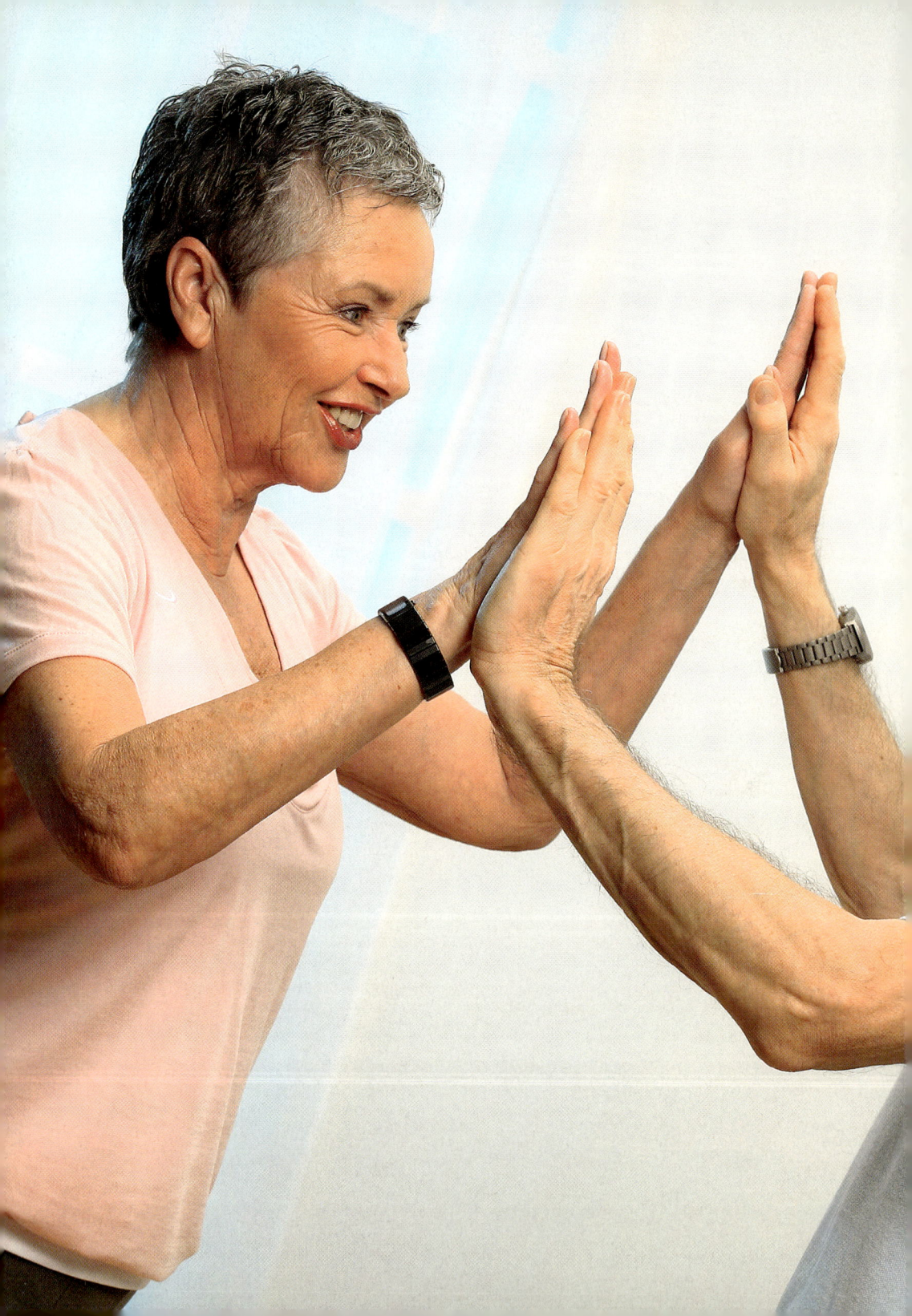

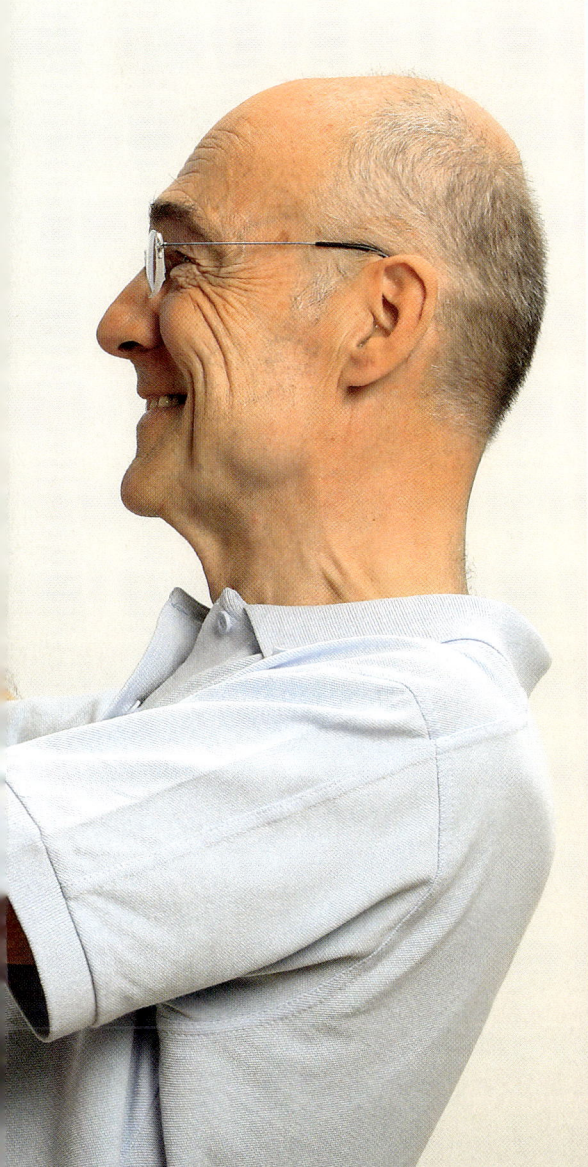

1

Älter werden – fit und selbstständig bleiben

Mit beiden Beinen fest im Leben stehen, den Alltag selbstständig meistern und die Zeit des Älterwerdens genießen – dieser Wunsch ist realistisch. Mit dem richtigen Lebensstil und körperlicher Aktivität können Sie maßgeblich selbst dazu beitragen. Lesen Sie, wie leicht Sie Kopf und Körper gesund erhalten.

1 Fit und selbstständig bleiben

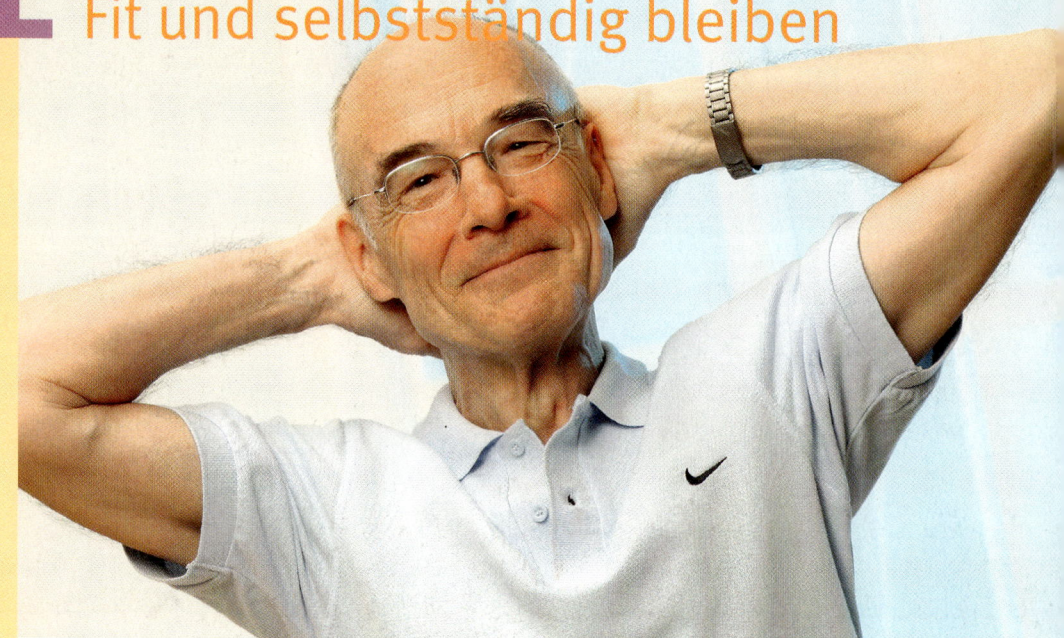

Was Körper und Kopf jung hält

Älter werden und trotzdem fit, aktiv und mobil bleiben – das wünscht sich jeder für sich selbst. Und natürlich wünschen das auch die Kinder und Enkelkinder für ihre Eltern und Großeltern. Mit beiden Beinen fest im Leben stehen, den Alltag selbstständig meistern und die Zeit des Älterwerdens genießen – dieser Wunsch ist realistisch, er kann sich erfüllen. Doch er erfüllt sich in aller Regel nicht, ohne dass Sie selbst etwas dafür tun. Sie müssen aktiv werden. Denn: Die Entscheidung darüber, ob Sie das Älterwerden gesund und selbstständig erleben oder ob Ihr Körper im Alter zunehmend schwä-

Merke
Sie müssen selbst aktiv werden!

cher, unsicherer und unflexibler wird, treffen Sie in ganz erheblichem Umfang selbst. Natürlich können mögliche Krankheiten die Leistungsfähigkeit im Alter negativ beeinflussen, ohne dass man selbst die Möglichkeit hat, daran etwas zu ändern. Wem jedoch die Chance gegeben wird, ohne schwere Krankheit älter zu werden, der hat vielfältige Möglichkeiten, sich bis ins höchste Alter hinein fit und dadurch letztendlich auch gesund und jung zu halten.

Wie Sie Ihr Alter erleben, hängt erheblich von Ihnen selbst ab.

Das biologische Alter sagt heute nicht mehr sehr viel über die Funktions- und Leistungsfähigkeit eines Menschen aus. Wer 70 Jahre alt ist, kann aktiv und leistungsfähig sein und mitten im Leben stehen. Ein 70-Jähriger kann aber auch bereits starke körperliche Beeinträchtigungen aufweisen und sich „alt" und „eingeschränkt" fühlen. Wie Sie Ihr Alter erleben, das hängt in ganz erheblichem Maße von Ihnen selbst ab, von Ihrem Verhalten, Ihrer Lebenseinstellung, Ihrem Lebensstil und Ihrer körperlichen Aktivität.

Eine der wichtigsten Voraussetzungen, um auch im hohen Alter mobil und selbstständig zu bleiben, ist körperliche Aktivität und Bewegung. Jede Bewegung, die Sie im Alltag verrichten, trägt dazu bei, die Funktionsfähigkeit Ihres Körpers zu erhalten. Jede Treppenstufe, die Sie hinaufsteigen oder auch hinabgehen, jeder Schritt, jede Drehung, die Sie machen, und jeder Zehenspitzen-Stand beim Herausholen einer Dose aus dem obersten Schrank erhält die Funktionsfähigkeit des Körpers. Wird der Alltag jedoch mit zunehmendem Alter immer bewegungsärmer, dann lässt auch die Leistungsfähigkeit des Körpers nach, bis er irgendwann nicht mehr gut genug funktioniert, um eine selbstständige Lebensführung zu ermöglichen. Damit Ihnen das nicht passiert, ist es wichtig zu wissen, was passiert, wenn Körper und Kopf älter werden. Es ist aber mindestens genauso wichtig zu wis-

Merke
Bewegung kann die Alterungsprozesse verlangsamen oder kurzzeitig zum Stillstand bringen.

1 Fit und selbstständig bleiben

sen, dass man diesen Prozessen nicht hilflos ausgeliefert ist, sondern dass Bewegung die Alterungsprozesse verlangsamen und zeitweise sogar zum Stillstand bringen kann.

Wer 20 Jahre alt ist, ist biologisch gesehen in der besten Form seines Lebens. Der Körper, die Organe, die Muskeln, Knochen und Gelenke befinden sich auf dem Höhepunkt ihrer Leistungsfähigkeit. Natürlich lässt im Laufe des Älterwerdens die körperliche Leistungsfähigkeit nach. Aber – die gute Nachricht ist, dass diese Prozesse nicht automatisch und ohne jegliche Möglichkeit der Beeinflussung ablaufen. Wer aktiv bleibt, gesund lebt und sich viel bewegt, kann die natürlichen Umbauprozesse verlangsamen und sich dadurch viel länger jung und gesund fühlen.

Jede Bewegung erhält die Funktion des Körpers

Die Zauberformel heißt:
Bewegen, bewegen, bewegen!

Typische körperliche Veränderungen während des biologischen Alterns sind unter anderem an den Muskeln, an Herz und Kreislauf, an den Knochen und Gelenken und in der hormonellen Steuerung zu beobachten. Doch an all diesen Körperteilen gibt es eine Schraube, an der man drehen kann, um die Veränderungen eine Zeit lang zu stoppen und teilweise sogar wieder ein wenig zurückzudrehen. Und diese Schraube heißt: Bewegen, bewegen, bewegen!

Die Muskeln

Unsere Muskeln haben die Aufgabe, uns aufrecht zu halten und im Alltag zu bewegen. Wenn wir älter werden, bleibt die Muskelkraft nur erhalten, wenn wir die Muskeln immer wieder aktivieren und einsetzen. Muskeln brauchen Training, nur dann bleiben sie stark genug, um den Alltag selbstständig bewältigen zu können. Wenn Jahre und Jahrzehnte vergehen, in denen Muskeln zu wenig aktiviert werden, entwickeln sich Probleme. Nimmt beispielsweise die Kraft Ihrer Oberschenkelmuskeln ab, weil Sie zu lange sitzen und gleichzeitig zu wenig gehen und Treppen steigen, dann wird es Ihnen immer schwerer fallen, mit langen, raumgreifenden Schritten zu gehen oder vom Stuhl aufzustehen. Nimmt die Kraft der Armmuskeln ab, schaffen Sie es im Laufe der Zeit nicht mehr, Ihre Einkäufe allein nach Hause zu tragen.

Merke
Muskeln brauchen Training, nur dann bleiben sie stark genug!

Lassen Sie es nicht so weit kommen. Wenn Sie Ihre Muskeln regelmäßig einsetzen, dann behalten Sie Ihre Kraft auch im Alter. Muskeln wollen bewegt werden, sie hungern nach Bewegung. Und sie sind bis ins hohe Alter trainierbar. Jeder Mensch kann seine Muskeln trainieren und sich fit halten. Auch sehr alte Menschen können durch ein gezieltes Muskeltraining die Kraft, die notwendig ist, um sich im Alltag selbstständig zu bewegen, erhalten.

INFO

Kraftzuwachs um bis zu 180 Prozent bei Hochaltrigen

Die italienische Forscherin Maria Fiatarone ließ Frauen und Männer zwischen 87 und 96 Jahren acht Wochen lang mit Gewichten trainieren. Die Hochaltrigen zeigten einen Kraftzuwachs um bis zu 180 Prozent. Außerdem erhöhte sich die Gehgeschwindigkeit und das Gleichgewicht verbesserte sich. Einige der Versuchsteilnehmer konnten wieder ohne Armunterstützung vom Stuhl aufstehen, ein 93-Jähriger schaffte es, danach ohne Stock zu gehen.

Die Knochen

Unsere Knochen sind sehr stabil und trotzdem relativ leicht. Sie bilden das Gerüst des Körpers, sie stützen und stabilisieren uns. Bis zum 35. Lebensjahr wird Knochensubstanz aufgebaut, danach verlieren die Knochen, wenn

1 Fit und selbstständig bleiben

nichts dagegen getan wird, automatisch an Substanz und damit auch an Stabilität. Bewegung, vor allem gezieltes Muskeltraining, verhindert jedoch den Abbau von Knochensubstanz. Denn: Aktive Muskeln üben Druck- und Zugbelastungen auf die Knochen aus. Diese Impulse veranlassen die knochenaufbauenden Zellen, ihre Tätigkeit zu verstärken. Ein Knochen, der bewegt, also belastet wird, baut folglich automatisch Substanz auf, wird stabiler und bricht nicht so schnell.

> **INFO**
>
> ### Gezieltes Muskeltraining hilft gegen Osteoporose
>
> Britische Wissenschaftler der Universität Cambridge haben an über 5000 Männern und Frauen zwischen 45 und 74 Jahren nachgewiesen, dass Sportarten, bei denen starke Kräfte auf Knochen und Muskeln wirken, besonders gut vor Osteoporose schützen. In einer weiteren Studie wurde festgestellt, dass gesunde Frauen nach den Wechseljahren, die zwei Jahre lang ein Training zur Stärkung der Rückenmuskeln absolviert haben, acht Jahre später nur halb so viele Wirbelbrüche hatten wie Frauen, die ein solches Training nicht absolviert hatten.

Die Gelenke

Viele ältere Menschen leiden an Gelenkschmerzen. Der Grund: Verschleißerscheinungen. Muss das so sein oder gibt es einen Weg, das zu verhindern? Den gibt es – und er heißt: Bewegen. Innerhalb eines Gelenks treffen zwei Knochen aufeinander. Damit sie sich nicht gegenseitig abreiben, werden sie durch eine Knorpelschicht geschützt. Der Knorpel ist von entscheidender Bedeutung. Er gleicht Druckbelastungen auf das Gelenk aus und bildet die Gelenkflüssigkeit, die das Gelenk gesund und beweglich hält. Doch der Knorpel braucht Bewegung: Ein ständiger Wechsel von Be- und Entlastung, eine gleichmäßige und sanfte Druckbelastung sorgt für eine gute

Merke
Regelmäßige Bewegung der Gelenke schützt vor Abnutzungserscheinungen!

Ernährung des Knorpels und hält ihn lange fit und leistungsfähig. Wenn Sie Ihre Gelenke also regelmäßig sanft bewegen, wird der Knorpel belastbarer. Und das schützt ihn vor Abnutzungserscheinungen.

Der Rücken

Eine gute Haltung richtet uns auf. Sie lässt uns aufrecht durchs Leben gehen und verhindert Rückenschmerzen. Es ist vor allem die Kraft der Rücken- und der Bauchmuskeln, die die Wirbelsäule gegen den Zug der Schwerkraft aufrecht hält. Wenn diese Muskeln schwächer werden, dann wird bei vielen älteren Menschen der Rücken rund, die Schultern hängen nach vorn, der Brustkorb wird eingeengt. Diese typische Fehlhaltung hat oft schlimme Auswirkungen: Die Bandscheiben, die zwischen den einzelnen Wirbelkörpern liegen, werden einseitig zusammengedrückt und können dadurch beschädigt werden. Die Gelenke werden falsch belastet, die Bänder überstrapaziert, die Atmung eingeschränkt. Häufig sind Rücken- und Gelenkprobleme die Folgen. Deshalb wird es mit zunehmendem Alter wichtiger, etwas für den Rücken zu tun und sich damit vor Rückenschmerzen zu schützen. Die beste Vorbeugung ist, aktiv zu bleiben und sich regelmäßig moderat zu bewegen.

INFO

Starke Rückenmuskeln – weniger Schmerzen

Der amerikanische Wissenschaftler Vert Mooney hat mit Frauen, die durchschnittlich 68 Jahre alt waren und unter chronischen Rückenschmerzen im Lendenwirbelsäulenbereich litten, ein Krafttraining für die unteren Rückenmuskeln absolviert. Nach 20 Trainingseinheiten hatten die Frauen im unteren Rücken nicht nur 71 Prozent mehr Kraft, auch die chronischen Rückenschmerzen waren um etwa 60 Prozent reduziert.

1 Fit und selbstständig bleiben

Herz und Kreislauf

Nur wenn ältere Menschen weniger aktiv sind als jüngere, nimmt die Leistungsfähigkeit von Herz und Kreislauf im Alter deutlich ab. Denn: Unser Körper ist ein Minimalist. Er stellt sich immer genau auf die Belastung ein, die von ihm verlangt wird. Ein Herz, das viel zu tun hat, weil der Körper sich regelmäßig bewegt und anstrengt, wird stärker und leistungsfähiger, unabhängig davon, wie alt man ist. Ein Herz jedoch, das kaum belastet wird, weil man nur noch zwischen Sessel und Küche hin- und hergeht, wird mit der Zeit immer schwächer. Ein trainiertes Herz-Kreislauf-System ist ein guter Schutz vor Herzinfarkt und Schlaganfall. Denn: Wenn Sie sich regelmäßig bewegen, arbeiten Herz und Kreislauf auf Dauer ökonomischer. Sie erreichen also mit einem geringeren Einsatz den gleichen Effekt. Ein gut trainiertes Herz braucht zum Beispiel weniger Schläge, um die gleiche Menge Blut durch den Körper zu pumpen. In der gleichen Zeit durchflutet mehr Blut den Körper und dieser wird deutlich besser mit Sauerstoff versorgt.

Merke
Unser Körper ist ein Minimalist.

Hormone

Hormone beeinflussen unser Leben, sie wirken auf den Körper, aber auch auf Stimmungen und Gefühle. Hormone halten uns fit und leistungsfähig. Sie regulieren den Muskelaufbau, die Stabilität der Knochen, die Funktionsfähigkeit des Immunsystems und die psychische Balance. Die körpereigene Hormonproduktion nimmt im Laufe des Älterwerdens zwar ab, aber es gibt viele Möglichkeiten, auf natürlichem Weg die Ausschüttung der Hormonproduktion anzuregen und zu steigern. Vor allem regelmäßige Bewegung und eine gesunde, ausgewogene Ernährung steigern die körpereigene Hormon-

Merke
Regelmäßige Bewegung regt die körpereigene Hormonproduktion an.

produktion und halten Körper und Psyche länger jung und fit.

Wachstumshormone beispielsweise sorgen bei Kindern und Jugendlichen für das Heranwachsen, das Groß- und Kräftigwerden. Nach Abschluss der Pubertät hat das Wachstumshormon die Aufgabe, Fett abzubauen und Muskeln aufzubauen. Außerdem sorgt es dafür, dass die Knochen fest und stabil bleiben. Die Produktion des Hormons geht im Laufe des Älterwerdens deutlich zurück, es sei denn, Sie bewegen sich. Bei jedem Muskeltraining produziert der Körper verstärkt Wachstumshormone. Und regelmäßiges Muskeltraining kann bewirken, dass man auch im Alter einen vergleichsweise hohen Wachstumshormonspiegel behält.

Genauso ist es mit Testosteron. Das männliche Geschlechtshormon, das übrigens auch bei Frauen – wenn auch in geringerem Maße – gebildet wird, fördert den inneren Antrieb. Es macht stark und dynamisch. Wer älter wird, muss damit rechnen, dass sich die Ausschüttung von Testosteron verringert. Doch Bewegung lässt dies wieder ansteigen. Und damit steigt auch die körperliche Leistungsfähigkeit, die Knochen werden gefestigt, das Immunsystem angeregt.

Merke
Regelmäßige Bewegung erhöht Ausschüttung von Testosteron

DHEA ist eine Hormonvorstufe, aus der im Körper Geschlechtshormone gebildet werden. DHEA soll wie ein Stimmungsaufheller gegen traurige Gefühle wirken. Die Vitalität wird angeregt und Stresshormone unterdrückt. Ein hoher DHEA-Spiegel im Blut soll typische Alterserscheinungen wie Knochenabbau und Arterienverkalkung abschwächen. Ein inaktiver 70-Jähriger produziert nur noch 20 Prozent an DHEA im Vergleich zu einem jungen Menschen. Wer jedoch im Alter Sport treibt, regt damit auf natürlichem Weg eine verstärkte Ausschüttung von DHEA an.

1. Fit und selbstständig bleiben

Das Immunsystem

Merke

Regelmäßige Bewegung und gesunde Ernährung halten altersbedingte Schwächung des Immunsystems auf.

Unser Immunsystem schützt uns gegen Viren, Bakterien und Pilze und damit gegen viele Erkrankungen. Wenn wir älter werden, müssen wir mehr tun, damit das Immunsystem nicht an Schlagkraft gegen die Krankheitsauslöser verliert. Denn die Immunzellen neigen dazu, im Alter träge zu werden. Sie reagieren langsamer und erst mit Verzögerung auf die eindringenden Keime. Diese Schwäche führt dazu, dass die Erreger leichter Krankheiten auslösen können. Viele ältere Menschen entwickeln deshalb auch bei Infekten kein Fieber mehr. Das führt häufig zu einer verzögerten Diagnostik und zu schwereren Krankheitsverläufen. Auch chronische Infektionen mehren sich. Wissenschaftliche Studien belegen, dass regelmäßige Bewegung und eine gesunde, ausgewogene Ernährung die altersbedingten Veränderungen des Immunsystems aufhält. Die Abwehrkraft des Körpers wird gestärkt, die Antikörper werden aktiviert. Die Anzahl der Immunzellen nimmt zu und gleichzeitig steigt auch deren Funktionsfähigkeit. Dadurch kann das Immunsystem schneller auf eindringende Keime reagieren. Ihr Körper ist also besser vor Infektionen geschützt.

Gehirn und Gedächtnis

Das Gehirn wird schwächer, wenn es nicht oder zu wenig benutzt wird oder wenn es auf Dauer unter- bzw. überfordert wird. Wer also seine grauen Zellen zu wenig fordert – unabhängig vom Lebensalter –, der wird spüren, dass auch das Denken träge wird. Wer sich jedoch ständig neuen Herausforderungen stellt, wer Probleme löst und neue Bereiche für sich erschließt, der kann auch mit zunehmendem Alter topfit im Kopf sein. Das beweisen uns unzählige ältere Wissenschaftler, Experten, Politiker und Sachverständige.

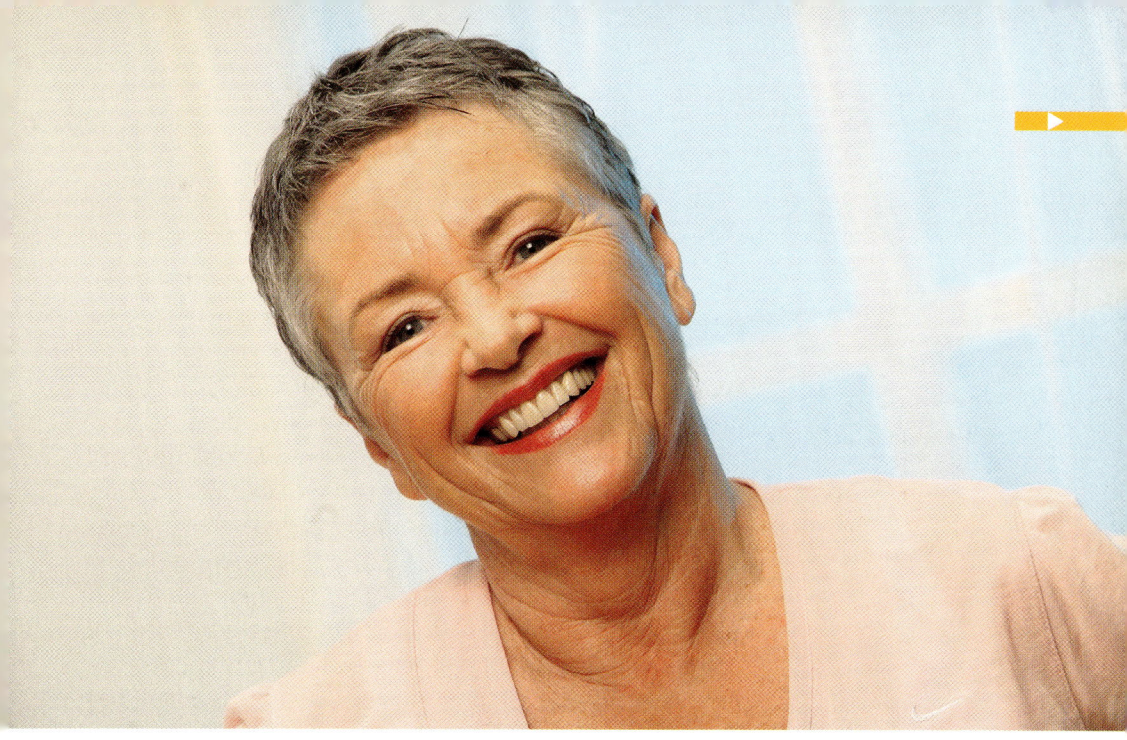

Stürze – Teufelskreis von Angst und Unsicherheit

Diese Zahlen sollten uns alarmieren: Jahr für Jahr ereignen sich in Deutschland insgesamt etwa vier bis fünf Millionen Stürze. Ungefähr ein Drittel aller Menschen, die älter als 65 Jahre sind, stürzen – einmal pro Jahr, manchmal auch häufiger. Das Sturzrisiko wird größer, je älter man wird. Bei den 80- bis 89-Jährigen sind es sogar 40 bis 50 Prozent, die mindestens einmal pro Jahr fallen. Und bei den 90- bis 99-Jährigen sind es bereits deutlich mehr als die Hälfte aller Menschen, die sich nicht mehr sicher auf den Beinen halten können.

1 Fit und selbstständig bleiben

Die Folgen eines Sturzes

Je älter die Menschen werden, umso schlimmer die Folgen des Sturzes. Wenn junge Menschen fallen, holen sie sich einen blauen Fleck oder eine leichte Prellung, während sich mehr als zehn Prozent der Älteren ernsthaft verletzen.

Pro Jahr brechen sich 100 000 bis 120 000 ältere Menschen den Oberschenkelhals, genauso viele Menschen erleiden einen Bruch des Hüftgelenks. Mehr als die Hälfte der Menschen kommt danach nicht mehr richtig auf die Beine. Die Beweglichkeit bleibt erheblich eingeschränkt, zwanzig Prozent werden dauerhaft pflegebedürftig. Während vor einem schweren Bruch drei Viertel der untersuchten älteren Menschen noch selbstständig und ohne Hilfsmittel gehen konnten, waren es danach lediglich noch fünfzehn Prozent. Fünf Prozent der Menschen sterben an den Folgen einer solchen Fraktur.

Angst und Unsicherheit

Sicher können Sie sich vorstellen, was nach einem solchen Sturz passiert: Wer einmal gestürzt ist und sich dabei verletzt hat, bekommt Angst, dass es auch ein zweites Mal passieren könnte. Und damit beginnt ein gefährlicher Teufelskreis. Viele begehen den Fehler und bewegen sich in der Folge noch weniger als vorher. Dadurch lässt die Muskelkraft nach und sie werden immer unsicherer. Und wer unsicher und ängstlich ist, hat ein erhöhtes Risiko, erneut hinzufallen.

Die Sturzursachen

Meistens sind es mehrere Faktoren gleichzeitig, die dazu führen, dass ein Mensch stürzt. In wissenschaftlichen Studien sind die Sturzursachen untersucht worden. Da-

> Stürze – Teufelskreis von Angst und Unsicherheit

INFO

Folgende Ursachen können zu einem Sturz führen:

- Äußere Kräfte oder Umstände: Anrempeln durch andere Personen, Verkehrsunfall, Kabel liegt im Weg, Stolpern über Bordstein, Treppe oder Teppichkante.
- Gesundheitliche Beeinträchtigungen oder Krankheiten: Durchblutungsstörungen im Gehirn, Sehstörungen, Schwindelanfälle, Gehstörungen.
- Funktionsverlust des Körpers: Fehlende Muskelkraft, nachlassende Gleichgewichtsfähigkeit, schlechtes Zusammenspiel von Muskeln und Nervensystem.

bei wurde festgestellt, dass nur fünf bis maximal zehn Prozent aller Stürze älterer Menschen auf äußere Kräfte oder äußere Umstände zurückzuführen sind und nur fünf bis zehn Prozent auf gesundheitliche Beeinträchtigungen. Der weitaus größte Teil aller Stürze beruht auf dem Verlust der Funktionsfähigkeit des Körpers.

Das bedeutet: Fehlende Muskelkraft und nachlassende Gleichgewichtsfähigkeit sind die entscheidenden Gründe für häufige Stürze bei älteren Menschen.

Zu wenig Bewegung im Alltag lässt die Muskeln schrumpfen und das Gleichgewicht träge werden. Der Körper verliert die Kompetenz, in Gefahrensituationen angemessen und schnell genug zu reagieren. Im Alltag passiert es häufig, dass man daneben tritt, auf rutschigem Untergrund gehen muss oder aus anderen Gründen ins Straucheln gerät. Ein untrainierter Körper kann sich nicht schnell genug darauf einstellen. Statt sich blitzartig mit einem sicheren Schritt zur Seite abzufangen, fällt er hin. Im Laufe von vielen Jahren ohne Bewegung kann es sogar passieren, dass der Körper mit plötzlichen Veränderungen der Position, wie schnellem Aufstehen, Drehungen, Neigungen nach vorn oder nach hinten nicht mehr klarkommt.

Wichtig
Sich blitzartig mit einem sicheren Schritt abfangen können!

1 Fit und selbstständig bleiben

Äußere Sturzursachen beseitigen

Wer nicht stürzen will, sollte neben einem regelmäßigen körperlichen Training auch wissen, welche äußeren Sturzgefährdungen es gibt und wie man diese reduzieren kann.

Stabile Hausschuhe oder rutschfeste Socken

Wer zu Hause Hausschuhe oder Pantoffeln ohne festen Halt im Bereich der Fersen und ohne seitliche Stabilisierung trägt, hat ein höheres Risiko zu stürzen. Tragen Sie deshalb auch im Haus feste Schuhe, zum Beispiel Turnschuhe. Alternativ sind auch dicke Socken mit rutschfester Sohle sinnvoll. Probieren Sie Verschiedenes aus und entscheiden Sie sich dann für die Lösung, die Ihnen ausreichend bequem erscheint, aber Ihren Füßen trotzdem genug Stabilität verleiht.

Sturzrisiken in der Wohnung reduzieren

Man kann die eigene Wohnung so einrichten, dass das Risiko zu fallen gering ist.

INFO

Achten Sie darauf, dass in Ihrer Wohnung …

- keine Stolperfallen im Weg sind, zum Beispiel Kabel oder Teppichkanten,
- überall ein freier Durchgang möglich ist und keine unnötigen Dinge im Weg stehen,
- alle Zimmer, Flure und Ecken gut und hell genug beleuchtet sind.

Teppiche und Läufer können wegrutschen.

Tipp: Fixieren Sie Teppiche und Läufer am Boden mit Teppichklebeband.

Lange Kabel, die quer über den Boden verlaufen, können zu einer bösen Stolperfalle werden.

Tipp: Lassen Sie die Kabel neu verlegen, an den Leisten oder an der Wand entlang.

Eine gute Beleuchtung

Überprüfen Sie die Beleuchtung in Ihrer Wohnung. Sind alle Bereiche gut ausgeleuchtet? Falls nicht, sollten Sie mehr Lampen anbringen. Überprüfen Sie auch die Stärke der Glühbirnen. Ist das Licht hell genug? Wechseln Sie schwache Glühbirnen gegen stärkere aus. Besonders wichtig ist es, dass Treppen innerhalb der Wohnung gut ausgeleuchtet sind. Lassen Sie eine Treppenbeleuchtung montieren, die nicht blendet. Auch der Weg in den Keller sollte gut und sehr hell ausgeleuchtet sein. In besonders „kritischen" Bereichen kann es sinnvoll sein, einen Bewegungsmelder anzubringen (siehe Weg vom Bett zur Toilette).

Badezimmer und Toilette

Fliesen werden rutschig, wenn sie nass sind. Rutschfeste Fliesen sind stumpfer und bieten deshalb auch, wenn sie nass sind, mehr Halt und Standsicherheit.

Merke: Anti-Rutschmatten und Haltegriffe geben Sicherheit an kritischen Stellen.

Statten Sie Ihr Badezimmer an den kritischen Stellen, also vor dem Waschbecken, vor der Badewanne und vor dem Duschausstieg mit gummierten Anti-Rutschmatten aus. Der Ein- und Ausstieg in die oder aus der Badewanne oder Dusche sind besondere Gefahrenpunkte. Haltegriffe, die vor und in der Wanne oder der Dusche angebracht sind, geben Ihnen Sicherheit. Wichtig: Nur gut befestigte Haltegriffe sind auch stabil. Die Griffe müssen fest an die Wand geschraubt sein. Es ist besser, alle Haltegriffe einmal zu überprüfen. Nur, wenn Sie sich mit Ihrem ganzen Gewicht daran festhalten können, ohne dass sie sich lockern, geben Sie Ihnen wirklich den notwendigen Halt.

Achten Sie darauf, dass Handtücher, Seife und Shampoo immer in bequemer Greifnähe liegen. Wenn Sie große Probleme mit der Standsicherheit haben, ist eine boden-

Merke: Handtücher, Seife und Shampoo immer in Greifnähe legen.

1 Fit und selbstständig bleiben

gleiche Dusche mit Duschsitz sinnvoll. Diese kann auch nachträglich in ein Bad eingebaut werden. Ein erhöhter Toilettensitz macht das Hinsetzen und das Aufstehen weniger schwierig und damit auch weniger riskant.

Der Weg vom Bett zum Badezimmer

Besonders kritisch ist der Weg vom Bett zum Badezimmer. Diesen Weg gehen Sie nachts mindestens einmal, wahrscheinlich sogar häufiger. Deshalb sollte er sehr gut begehbar sein. Es darf überhaupt nichts im Weg stehen. Am besten ist es, wenn dieser Weg nachts beleuchtet ist. Sie können nachts ein kleines Licht im Haus brennen lassen, um den Gang auf die Toilette nicht im Stockdunkeln machen zu müssen. Eine andere Möglichkeit ist es, einen Bewegungsmelder anbringen zu lassen.

Tipp
Nachts ein kleines Licht brennen lassen, damit Sie den Gang zur Toilette nicht im Stockdunkeln machen müssen!

Das Wohnzimmer

Beseitigen Sie alle Stolperfallen, also Teppichränder oder herumliegende Kabel. Teppiche können mit Teppichklebeband am Boden fest verklebt werden. Es gibt Unterlagen, die das Wegrutschen des Teppichs verhindern. Lassen Sie sich beraten! Wichtig ist eine gute Ausleuchtung des gesamten Wohnzimmers, denn hier halten Sie sich sicher häufig auf. Armstützen an Sesseln und Stühlen erleichtern das Aufstehen und machen es weniger riskant.

Merke
Alle Stolperfallen beseitigen!

Das Schlafzimmer

Besonders wichtig ist ein Lichtschalter, der vom Bett aus gut erreichbar ist, damit Sie nicht im Dunkeln den Weg zum Schalter suchen müssen. Ein Bewegungsmelder ist eine gute Alternative. Achten Sie darauf, dass Sie um das Bett herum genug Platz haben. Um problemlos aufstehen und sich wieder setzen zu können, braucht Ihr Bett die richtige Höhe.

Wichtig
Der Lichtschalter sollte vom Bett aus erreichbar sein.

Treppen

Ein Handlauf an beiden Seiten der Treppe hilft Ihnen beim Hinauf- und besonders auch beim Hinuntergehen. Sorgen Sie dafür, dass der Bodenbelag der Treppenstufen rutschfest ist. Lassen Sie sich bei der Auswahl des richtigen Belages fachgerecht beraten. Wichtig ist insbesondere eine gute und helle Treppenbeleuchtung.

Tipp
Ein Handlauf an beiden Seiten der Treppe gibt Ihnen Sicherheit.

Wer ganz nach oben will ...

Wer auf einen wackeligen Hocker oder Stuhl steigt, um aus einem oberen Schrank etwas herauszuholen, ist besonders gefährdet. Auch das Abnehmen oder Aufhängen von Gardinen stellt ein Sturzrisiko dar. Benutzen Sie immer eine stabile und geprüfte Haushalts- und Trittleiter. Gehen Sie nicht zusätzlich auf die Zehenspitzen, sondern bleiben Sie mit dem ganzen Fuß fest stehen. Und wenn Sie sich nicht mehr ganz sicher auf den Beinen fühlen, sollten Sie solche Situationen am besten meiden. Holen Sie sich Hilfe für das Aufhängen der Gardinen.

Merke
Immer eine stabile und geprüfte Haushalts- und Trittleiter benutzen!

INFO

Ein offenes Wort an Angehörige

Manchmal kann es ganz schön schwierig sein, ältere Menschen zu motivieren, die Wohnung oder das Haus umzuräumen, Kabel neu zu verlegen oder die gesamte Lichtplanung zu überdenken, selbst dann, wenn eine Sturzgefährdung offensichtlich ist. Viele Ältere wollen es einfach nicht wahrhaben, dass sie sich nicht mehr so sicher bewegen wie in früheren Zeiten.

Wichtig: Bleiben Sie dran! Lassen Sie sich auch von ersten Widerständen nicht entmutigen. Selbstverständlich entscheidet der ältere Mensch selbst über die Gestaltung seines Umfeldes. Eine Neuplanung oder Umorganisation funktioniert aber am besten, wenn alle Beteiligten sich an einen Tisch setzen. Holen Sie sich bei Neuplanung oder Neuorganisation die Hilfe von Experten! Besuchen Sie zusammen mit Ihren Eltern oder Ihren Angehörigen Beratungsstellen für barrierefreies Bauen und Wohnen. Gehen Sie gemeinsam in ein gutes Elektrofachgeschäft und lassen Sie sich dort über eine angemessene Lichtkonzeption sowie über risikofreies Verlegen von Kabeln beraten.

1 Fit und selbstständig bleiben

Bewegung hält fit und gesund

Leider hört man von vielen älteren Menschen: „Dafür bin ich zu alt!" – wenn es darum geht, sich zu bewegen oder sportlich aktiv zu werden. Dabei ist Bewegung und Sport das sinnvollste, preisgünstigste und einfachste Mittel, sich gesund und fit zu halten. Sie können Ihren Körper auch im höchsten Alter trainieren und erreichen dabei tolle Ergebnisse. Die Muskeln werden aufgebaut und die Gelenke stabilisiert, die Knochen werden robust und die Balancefähigkeit wird verbessert. Heute weiß man, dass Bewegung den Ausbruch von Krankheiten des Körpers und des Gehirns verhindert oder zumindest zeitlich nach hinten verschieben kann.

> **INFO**
>
> **Wer sich moderat bewegt, bleibt länger gesund**
>
> Eine Studie der Stanford University School of Medicine in Kalifornien hat die gesundheitliche Entwicklung von Läufern und eher trägen Menschen im Laufe des Älterwerdens miteinander verglichen. Zu Beginn der Untersuchung waren die Personen durchschnittlich 59 Jahre alt. Nach 13 Jahren untersuchten die Wissenschaftler die Menschen erneut. Das Ergebnis: Die Läufer waren länger gesund. Gesundheitliche Beeinträchtigungen traten bei ihnen etwa 12,8 Jahre später auf als bei den faulen Zeitgenossen.

Kein Leistungssport, sondern Genießen und Wohlfühlen

Leider assoziieren viele ältere Menschen Bewegung automatisch mit „leistungsorientiertem Wettkampfsport". Kein Wunder – schließlich war bis vor einigen Jahrzehnten nur diese eine Sportform bekannt. Das hat sich jedoch inzwischen grundlegend geändert: Heute spielt der Gesundheitssport eine viel größere Rolle. Die meisten Menschen treiben heute Sport, weil es ihnen Spaß macht, weil Bewegung gesund ist und vor allem, weil man sich dabei so richtig gut fühlt. Bewegen heißt also vor allem Wohlfühlen – und genau nach diesem Motto sollten Sie auch für sich die richtige Bewegung auswählen. Es gibt heute vielfältige Möglichkeiten für Sport- und Bewegung, allein oder mit Gleichgesinnten, in Turn- und Sportvereinen, bei Volkshochschulen oder Krankenkassen. Und natürlich können Sie sich auch ganz allein bewegen, zum Beispiel mit strammen Spaziergängen oder einem Muskeltraining im Wohnzimmer.

Bewegung als Schutzmantel für die Seele

Inzwischen ist es erwiesen: Wer sich regelmäßig bewegt, fühlt sich auch seelisch besser. Denn: Fitness-Trai-

1 Fit und selbstständig bleiben

> **INFO**
>
> **Professor Dr. Wildor Hollmann, weltweit anerkannter Sportmediziner, sagte einmal:**
>
> „Gäbe es ein Medikament, welches folgende Eigenschaften in sich vereinigen würde:
> - Senkung des Sauerstoffbedarfs,
> - Vergrößerung des Sauerstoffangebotes des Herzens,
> - Hemmung der Arterioskleroseentwicklung,
> - Verbesserung der Fließeigenschaften des Blutes, verbunden mit einem antithrombotischen Effekt,
> - Entgegenwirken der Adipositas-Wirkung,
> - Begünstigung einer optimalen Entwicklung von Körper und Geist,
> - Verringerung von körperlichen und geistigen altersbedingten Leistungseinbußen;
>
> mit welch großartiger Dramaturgie würde wohl ein solches Medikament weltweit gefeiert und vermarktet werden.
> **Dieses Medikament ist vorhanden:** Es heißt **geeignetes, individuell angepasstes körperliches Training vom Kindes- bis zum Seniorenalter.** Seiner Anwendung steht in unserer Gesellschaft leider das physikalische Gesetz der Trägheit entgegen."

ning scheint nicht nur auf den Körper, sondern auch auf die Psyche heilend zu wirken und vor krankmachenden Einflüssen zu schützen. Menschen, die sich regelmäßig bewegen, fühlen sich insgesamt wohler. Sie sind weniger ängstlich und depressiv. Sie fühlen sich ausgeglichener, energiegeladener und verlieren auch in Stress-Situationen nicht die Ruhe.

Doch Bewegung vertreibt nicht nur schlechte Laune, regelmäßiges körperliches Training wirkt gegen psychische Erkrankungen und Störungen wie Depressionen oder Angststörungen. Bewegung trägt dazu bei, das Vertrauen in den eigenen Körper und in sich selbst zurückzugewinnen. Das Wissen um die eigene Leistung, verbunden mit dem Gefühl, Situationen meistern und das Wohlbefinden selbst beeinflussen zu können, macht innerlich stark und selbstbewusst.

Merke
Das Wissen um die eigene Leistung macht innerlich stark und selbstbewusst.

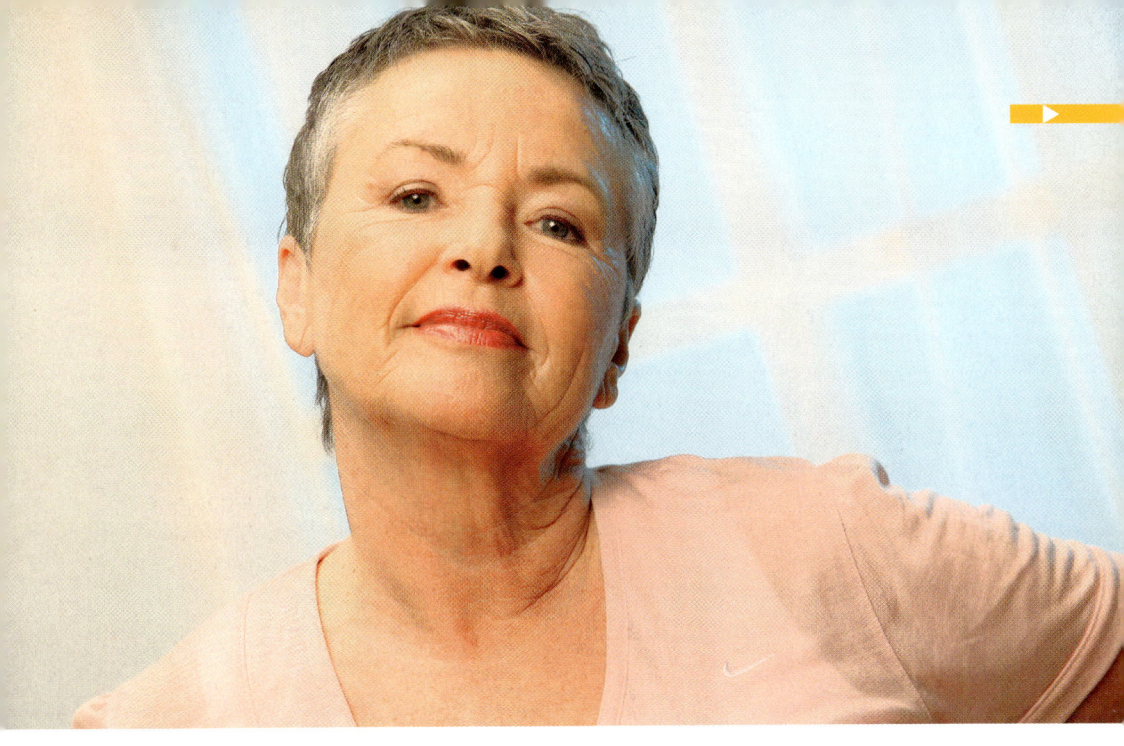

Ein bewegter Alltag aktiviert Körper und Kopf

Ein biologisches Grundgesetz bestimmt die Aufrechterhaltung unserer körperlichen und geistigen Fähigkeiten im Alter. Es besagt, dass nur die Funktionen aufrechterhalten werden, die regelmäßig eingesetzt werden. Werden körperliche Funktionen nicht gebraucht, dann werden sie automatisch abgebaut. Wenn die Muskeln im Laufe des Älterwerdens schwinden, wird das von vielen Menschen als natürlicher Alterungsprozess verstanden. Dieser Schluss stimmt aber gar nicht, es ist in hohem Maße das Resultat von Inaktivität. Die Muskelmasse geht im Alter nur zurück, wenn sie nicht eingesetzt wird.

1. Fit und selbstständig bleiben

> **INFO**
>
> **Was nicht gebraucht wird, wird abgebaut!**
>
> Unser Körper erhält nur die Funktionen aufrecht, die regelmäßig eingesetzt und benutzt werden. Sobald wir etwas nur wenig einsetzen (Muskeln, Knochen), beginnen sofort und unmittelbar die Abbauprozesse.

Wer seine Muskeln dagegen regelmäßig trainiert, kann damit den biologischen Alterungsprozess verlangsamen und seine Chancen auf ein gesundes, langes Leben erhöhen. Denn: Bewegung im Alter ist nicht nur eine gezielte Gesundheitsförderung, es ist weitaus mehr. Bewegung im Alter ist die notwendige Voraussetzung zur Aufrechterhaltung der körperlichen und geistigen Funktionen, die wir brauchen, um selbstständig, mobil und gesund älter zu werden.

Wer seine Selbstständigkeit im Alter erhalten will, muss seine Muskeln einsetzen, am besten durch gezieltes Training!

Wer sich im fortgeschrittenen Alter immer weniger bewegt, muss damit rechnen, dass kontinuierlich Muskelmasse abgebaut wird. Der Kraftverlust pro Jahr beträgt dann wissenschaftlichen Studien zufolge immerhin ein bis zwei Prozent. Innerhalb von fünf Jahren kann man also bis zu zehn Prozent seiner Kraft einbüßen, allein dadurch, dass man nichts tut. In den ersten Jahren bemerkt man diesen Verlust kaum, doch im Laufe der Zeit macht er sich im Alltag deutlich bemerkbar. Denn: Ausreichende Muskelkraft ist die Grundvoraussetzung für die Bewältigung vieler alltäglicher Tätigkeiten. Das bedeutet: Ein Körper, der an Muskelkraft verliert, funktioniert auf Dauer nicht mehr. Die Standsicherheit verschlechtert sich durchschnittlich um sieben Prozent pro Jahr. Das Gehtempo reduziert sich um fünf Prozent, Jahr für Jahr, und das Aufstehen vom Stuhl verschlechtert sich Jahr für Jahr um elf Prozent.

> Ein bewegter Alltag aktiviert Körper und Kopf

> **INFO**
>
> **Fehlendes Muskeltraining im Alter wirkt sich aus**
>
> Wer im höheren Lebensalter seine Muskeln nicht aktiviert, muss damit rechnen, dass
>
> - die Muskelkraft abnimmt — um 1 bis 2 Prozent pro Jahr
> - die Standsicherheit nachlässt — um 7 Prozent pro Jahr
> - das Gehtempo langsamer wird — um 5 Prozent pro Jahr
> - man schlechter vom Stuhl aufstehen kann — um 11 Prozent pro Jahr.

Der Körper lechzt nach Bewegung

Wer seinen Alltag zunehmend bewegungslos verbringt, also lange Zeit sitzt und nicht mehr so häufig aufsteht und geht, verliert deutlich an Muskelkraft, an Standsicherheit, an Gehfähigkeit und Mobilität. Deshalb sollten Sie sich in Ihrem ganz normalen Alltag so viel wie möglich bewegen. Jeder Schritt, den Sie gehen, erhält die Gehfähigkeit. Jede Unebenheit des Bodens, die Sie dabei meistern müssen, erhält Ihre Stabilität und hält Sie aufrecht und sicher. Jede Muskelanspannung im Alltag verhindert, dass Ihre Muskeln schlapp und Sie kraftlos und unselbstständig werden.

Das schaff ich gut alleine ...!

Vielleicht merken Sie es auch: Wenn man älter wird und die Beine nicht mehr so richtig mitmachen, neigt man häufiger dazu, sich bei der Bewältigung des Alltags Hilfe zu holen. „Geh doch mal eben für mich in den Keller und hole mir den Staubsauger hoch!", „Trage mir die Einkäufe in die Küche!", „Kannst Du für mich zur Post gehen?". Klar, das ist ganz normal und jeder versteht das, vor allem dann, wenn jede Bewegung Mühe macht und manchmal auch mit Schmerzen verbunden ist. Dennoch

Merke
Jeder Schritt, den Sie nicht tun, kann Ihnen schaden!

1 Fit und selbstständig bleiben

sollten Sie wissen, dass jeder Schritt, den Sie **nicht** tun, Ihnen schaden kann, weil die Funktionsfähigkeit Ihres Körpers dadurch weiter nachlässt. Jede Treppenstufe, die Sie allein hinaufsteigen, ist ein Krafttraining für die Beine und jede Einkaufstüte, die Sie allein hochheben, ein Muskeltraining für Arme und Schultern. Beides hilft, Ihre körperlichen Funktionen und Ihre Selbstständigkeit zu erhalten. Betrachten Sie diese alltäglichen Verrichtungen doch einfach als einen Teil Ihres täglichen Sportprogramms, das Sie aktiv und fit hält. Vielleicht steht dann auch gar nicht mehr so sehr die Mühe im Vordergrund, sondern die Freude daran, dass Sie das alles gut alleine schaffen.

3000 Schritte Tag für Tag – ein bewegter Alltag hält fit

Wie viele Schritte machen Sie wohl an einem ganz gewöhnlichen Tag? Vom Bett ins Bad? Vom Bad zum Frühstückstisch? Lassen Sie Ihren Tag doch einmal in Gedanken an Ihnen vorbeilaufen. Was glauben Sie, wie viele Schritte sind das pro Tag? 100, 500, 1000 oder vielleicht 2000? Es ist sinnvoll, mindestens 3000 Schritte pro Tag zu gehen. Und Sie? Gehen Sie 3000 Schritte, Tag für Tag? Es ist nicht ganz einfach, das richtig einzuschätzen. Vielleicht zeigt dieses Gedankenspiel jedoch, dass Sie sich in Ihrem Alltag zu wenig bewegen, dass Sie insgesamt zu wenige Schritte gehen.

Wie könnten Sie Ihren Alltag bewegter gestalten? Vielleicht könnten Sie mehr zu Fuß erledigen, statt mit dem Auto zu fahren. Vielleicht steigen Sie die Stufen im Einkaufszentrum hinauf, statt mit dem Aufzug zu fahren. Oder Sie überlegen sich, jeden Tag einen kleinen Spaziergang zu machen. Vielleicht sogar mit jemandem zusammen, den Sie kennen, dann macht es noch mehr Spaß. Denken Sie daran, jeder Schritt, den Sie gehen, hilft Ihnen, fit zu bleiben und die Selbstständigkeit zu erhalten.

Ein bewegter Alltag aktiviert Körper und Kopf

> **MERKE**
>
> **Das machst Du besser allein! –
> Erwachsene Kinder müssen lernen, manchmal nicht zu helfen!**
>
> Zugegeben, manchmal fällt es ganz schön schwer, sitzen zu bleiben und nicht zu helfen. Schließlich liebt man seine Eltern und will dazu beitragen, dass sie es im Alter so schön wie möglich haben. Mal schnell für den alten Vater die Hausschuhe aus dem oberen Stockwerk holen. Eben kurz für die Mutter die Wäsche aufhängen, das ist doch kein Problem. Doch – es kann zu einem Problem werden, wenn es dazu beiträgt, dass Mutter oder Vater im Laufe der Zeit immer unselbstständiger werden, weil sie sich zu sehr auf Ihre Hilfe verlassen!

Bewegung trainiert das Gehirn

Es ist noch gar nicht so lange her, da glaubte man, dass die geistige Leistungsfähigkeit im Alter automatisch nachlässt. Heute weiß man es besser. Es entspricht zwar den Tatsachen, dass im Laufe des Älterwerdens Nervenzellen abgebaut werden – und zwar vor allem die, die für das kurzzeitige Erinnern zuständig sind. Falsch ist jedoch, dass dies zwangsläufig und ohne jegliche Möglichkeit der Beeinflussung passiert. Heute ist man sich sicher, dass nicht allein das Lebensalter die geistige Beweglichkeit bestimmt, sondern vor allem das Ausmaß an geistiger und körperlicher Aktivität.

Merke
Geistige Beweglichkeit ist trainierbar!

Geistige Leistungsfähigkeit – was bedeutet das eigentlich? Gemeint ist die Intelligenz, das Gedächtnis, die Konzentration, das Lernen und die Durchhaltefähigkeit. Einige Experten gehen davon aus, dass das Nachlassen der geistigen Fähigkeiten während des Älterwerdens durch geistige Unterforderung oder geistige Überforderung hervorgerufen wird. Wer seinem Gehirn also zu wenig Reize bietet oder wer es ständig mit Reizen überflutet, der tut seinem Gehirn damit nichts Gutes. Damit lässt sich auch das Phänomen erklären, dass viele ältere

Geistige Leistungsfähigkeit – was bedeutet das?

1 Fit und selbstständig bleiben

Menschen nach dem Ausstieg aus dem Beruf das Gefühl haben, dass die „grauen Zellen" plötzlich nicht mehr so gut funktionieren. Kein Wunder – wenn die täglichen geistigen Herausforderungen durch den Beruf wegfallen und nicht durch andere ersetzt werden, dann scheint das Gehirn vieler Menschen einfach zu wenig Reize zu bekommen, um seine Funktionen aufrechterhalten zu können.

Es lohnt sich, sich zu fordern – egal in welchem Alter!

Wer dagegen sein ganzes Leben seinem Gehirn Trainingsreize bietet, der kann bei optimaler geistiger Beanspruchung seine persönliche geistige Leistungsfähigkeit an der Obergrenze erhalten. Und das bis ins höchste Alter hinein. Und noch etwas: Mit dem Gehirn ist es wie mit den Muskeln. Es lohnt sich immer, egal in welchem Alter, sich zu fordern. Denn – die „grauen Zellen" sind genauso wie die Muskeln bis ins sehr hohe Alter trainierbar. Das bedeutet auch, dass mit entsprechendem Training die geistige Leistungsfähigkeit im höchsten Alter nicht nur stabilisiert, sondern auch noch verbessert werden kann.

Wenn das Gehirn Winterschlaf hält ...

Der Kopf funktioniert wie ein Muskel: Wenn er nicht benutzt wird, verkümmert er.

Leider passiert es häufiger, dass Menschen geistig abbauen, sobald sie aufhören, berufstätig zu sein oder sobald die Kinder aus dem Haus sind. Denn: Die berufliche Tätigkeit oder die Managementaufgaben in der Familie fordern die „grauen Zellen". Während dieser Zeit lernt man ständig etwas Neues, wird mit Herausforderungen konfrontiert, muss reagieren und sich darauf einstellen. Man erfährt Neuigkeiten, löst Probleme und trifft Entscheidungen. All das wird in der Regel weniger, wenn man nicht mehr arbeitet oder die Kinder aus dem Haus sind. Und das wird manchmal zu einem Problem. Wer dann nicht nach anderen Wegen sucht, sich geistig zu fordern, dessen geistiges Vermögen lässt tatsächlich auch nach. Denn: Wenn das Gehirn für längere Zeit zu wenig zu verarbeiten hat, wird es sozusagen runtergefahren – das spart Energie. Der Kopf funktioniert in diesem Fall genauso wie ein Muskel: Wenn er nicht benutzt wird, dann verkümmert er.

Der größte Feind ist tägliche Routine

Von allein bleibt das Gehirn im Alter also nicht fit, man muss schon etwas tun und nachhelfen, wenn man nicht geistig abbauen will. Die wichtigste Voraussetzung dafür ist, offen zu bleiben für neue Entwicklungen, neue Dinge, neue Wege. Wer neugierig bleibt und sich Weiterentwicklungen nicht verschließt, der wird auch seine geistige Leistungsfähigkeit erhalten. Wer jedoch beispielsweise meint, er sei für einen Computer oder für das Internet schon zu alt oder wer um Fahrkarten- oder Bankautomaten einen großen Bogen macht, der schadet sich dadurch letztendlich selbst.

Abwechslung ist ein guter Freund des älter werdenden Gehirns.

Einer der größten Feinde des älter werdenden Gehirns ist Routine. Wer tagaus und tagein immer nur das Gleiche tut, immer gleiche Bewegungen, immer gleiche Tätigkeiten, immer der gleiche Tagesablauf, der fordert sein Gehirn zu wenig. Oft reicht es sogar schon, einen anderen Weg zum Supermarkt oder zur Post zu gehen, mit anderen Menschen zu sprechen oder ein neues Rezept auszuprobieren.

Abwechslung ist ein guter Freund des älter werdenden Gehirns. Abwechslung vermittelt neue Reize. Und die braucht es, um die Funktionen erhalten zu können.

Die Lust zu denken

Ihr Gehirn braucht Nahrung! Egal welche. Suchen Sie sich rechtzeitig Aktivitäten, die ihre „grauen Zellen" auf

Ihr Gehirn braucht Nahrung! Egal welche.

1 Fit und selbstständig bleiben

Trab halten. Welche Tätigkeiten das konkret sind, bleibt völlig Ihnen überlassen. Sie müssen nicht unbedingt Zahlenreihen auswendig lernen oder Kreuzworträtsel lösen. Aber vielleicht hatten Sie immer schon mal Lust, Italienisch zu lernen. Na dann los – auf in die Volkshochschule. Auch wenn Ihnen das Lernen der Vokabeln etwas schwerer fällt als den jungen Teilnehmern. Na und! Oder Sie wollen endlich japanisch kochen lernen. Kein Problem – besuchen Sie einen Kurs. Es gibt unendlich viele Wege, den Kopf zu trainieren. Suchen Sie für sich eine Möglichkeit, die zu Ihnen passt, die Ihnen Spaß macht und bei der Sie sich wohl fühlen. Wichtig ist aber auch:

Bleiben Sie Neuem gegenüber aufgeschlossen!

Bleiben Sie Neuem gegenüber aufgeschlossen! Hören Sie Ihren Kindern und Enkeln genau zu, wenn sie über ihr Leben berichten. Lesen Sie Zeitungen und Bücher, informieren Sie sich über das, was bei uns und in der Welt passiert. Bleiben Sie am Ball! Das ist wichtig, um sich eine eigene Meinung bilden und mitreden zu können.

Bewegung hält das Gehirn jung

Vielleicht haben Sie das auch schon gespürt: Nach einem strammen Spaziergang an der frischen Luft fühlt man sich nicht nur körperlich wohl, aktiviert und entspannt gleichzeitig. Auch der Geist wird klar, hellwach und aufnahmefähig. Gedanken ordnen sich wie von allein, Probleme sortieren sich, und plötzlich fällt es auch gar nicht mehr schwer, die Prioritäten richtig zu setzen. Klar ist, Bewegung sorgt nicht nur für eine verstärkte Durchblutung der Muskeln, sondern auch für eine verbesserte Durchblutung und damit eine gesteigerte Sauerstoffversorgung des Gehirns.

Frische Nervenzellen fürs Gehirn

Vor Kurzem ist es Wissenschaftlern erstmals gelungen, Einblicke in die Reaktionen des Gehirns während körperlicher Aktivität zu bekommen. Mit erstaunlichen Ergebnissen: Bereits eine moderate, sanfte Ausdauerbewegung, wie zum Beispiel spazieren gehen, steigert die Durchblutung in verschiedenen Gehirnabschnitten im Mittel um 20 Prozent. Intensiveres Training erhöht die Durchblutung im Mittelwert auf etwa 30 Prozent. Die gesteigerte regionale Gehirndurchblutung führt zu einer verstärkten Produktion von speziellen Proteinen, die das Nervenwachstum fördern. Und diese stimulieren die Bildung von Synapsen (Kontaktstellen zwischen den Nervenzellen) und Spines (Orte des menschlichen Kurzzeitgedächtnisses) sowie die Neubildung von Neuronen (Nervenzellen) im Gehirn. Diese Nervenwachstumsfaktoren verhindern den altersbedingten Abbau von Nervenzellen, verbessern das Lernvermögen und erhöhen die Widerstandsfähigkeit gegenüber Durchblutungsstörungen.

In experimentellen Untersuchungen an älteren Menschen ist festgestellt worden, dass mit zunehmendem Alter die identische geistige Leistung mit einer Inanspruchnahme größerer Gehirnbezirke einhergeht. Das bedeutet: Mehr Aufwand für die gleiche geistige Leistung. Bei älteren Personen, die jedoch seit vielen Jahren aktives Ausdauertraining betrieben, konnten keine Unterschiede im Vergleich zu jungen Menschen festgestellt werden. Das bedeutet: Wer sich regelmäßig im Laufe des Älterwerdens bewegt, hält sein Gehirn jung. Sie müssen keine Höchstleistungen erbringen, um diese Effekte zu erreichen. Schon 2 bis 3 Spaziergänge pro Woche mit einer Dauer von je 45 Minuten stimulieren die oben genannten Auswirkungen auf die Gehirnstrukturen und die Gehirnfunktion.

Wer sich regelmäßig im Laufe des Älterwerdens bewegt, hält sein Gehirn jung.

1 Fit und selbstständig bleiben

Das Neueste aus der Gehirnforschung: Bewegung senkt das Demenzrisiko

Es verdichten sich die wissenschaftlichen Hinweise, dass Bewegung Auswirkungen auf das Gehirn hat, die noch viel weiter reichen. Wer sich regelmäßig bewegt, schützt das Gehirn vor demenziellen Krankheiten. In wissenschaftlichen Studien konnte nachgewiesen werden, dass ältere Menschen, die körperlich aktiv sind, seltener an Demenz erkranken. Demenz ist eine fortschreitende Erkrankung des Gehirns, bei der Menschen erst vergesslich, später orientierungslos werden. Schließlich verlieren sie ihre Fähigkeit, klar zu denken.

Körperliche Aktivität senkt das Risiko, dement zu werden.

So untersuchte die Harvard School of Public Health in Boston den Zusammenhang von Sport und Gehirngesundheit an 18 000 Frauen zwischen 70 und 80 Jahren. Das Ergebnis: Die Probandinnen, die körperlich aktiv waren, hatten ein um 20 Prozent geringeres Risiko, dement zu werden, als inaktive Testpersonen. Einen besonders guten Schutz hatten die Frauen, die mindestens 1,5 Stunden in der Woche auf den eigenen Beinen unterwegs waren.

Es ist nie zu spät, fangen Sie einfach an!

Andere Untersuchungen kommen zu ähnlich sensationellen Ergebnissen. Wer im mittleren Lebensalter, also zwischen 30 und 60, regelmäßig körperlich aktiv ist, beugt damit der Alzheimer-Krankheit vor. An dieser Form der Demenzerkrankung leiden in Deutschland allein 700 000 Menschen. In mehreren wissenschaftlichen Untersuchungen ist inzwischen nachgewiesen worden, dass Menschen mit körperlich aktiver Freizeitgestaltung in der Lebensmitte im Alter ein deutlich geringeres Risiko haben, an Alzheimer zu erkranken.

Doch selbst, wenn Sie 75 oder 80 Jahre alt sind und nie Sport getrieben haben, lohnt es sich mit Bewegung zu beginnen, um Ihr Denken auf Trab zu halten.

Muskeltraining macht stark

Ein Verlust an Muskelmasse hat entscheidende Auswirkungen auf die Funktionsfähigkeit des Körpers und damit auf die Selbstständigkeit von älteren Menschen. Schlaffe Muskeln bewirken, dass man nicht mehr sicher stehen kann, dass man nur noch langsam und schlurfend gehen kann und dass man es nicht mehr oder nur noch mit Schwierigkeiten schafft, von einem Stuhl ohne Hilfe der Arme aufzustehen.

Krafttraining im Alter – geht das überhaupt?

Muskelkraft ist bis ins höchste Alter hinein trainierbar. 90-Jährige sind genauso trainierbar wie 20-Jährige. Sie profitieren teilweise sogar in höherem Maße davon. Selbst hochaltrige Menschen können ihre Kraft behalten, wenn sie ihre Muskeln regelmäßig einsetzen.

INFO

Wenn Hochaltrige Gewichte stemmen ...

Forscher untersuchten die Kraftentwicklung von 20 Altenheimbewohnern mit einem Durchschnittsalter von fast 85 Jahren. Nach einer Eingewöhnungsphase absolvierten die Hochaltrigen zweimal in der Woche ein Krafttraining für Arme, Beine und für den Rumpf. Insgesamt drei Monate lang. Danach waren die Teilnehmer im Durchschnitt zwischen 26 und 87 Prozent stärker. Außerdem waren Sie deutlich selbstständiger und konnten Ihren Alltag besser meistern.

1 Fit und selbstständig bleiben

Test

Sind Sie kräftig genug, um sich im Ernstfall, also wenn Sie ins Straucheln geraten, allein mit der Kraft Ihrer Oberschenkelmuskeln abfangen zu können?

Sind Sie kräftig genug?

Mit einem kleinen Test können Sie das feststellen. Dazu brauchen Sie nur einen Stuhl und eine Uhr mit Sekundenzeiger. Vielleicht hilft Ihnen auch jemand dabei, die Zeit zu messen. Setzen Sie sich auf einen Stuhl, stehen Sie fünfmal auf und setzen Sie sich direkt wieder hin. Allerdings dürfen Sie dabei nicht Ihre Arme zuhilfe nehmen. Dabei wird die Zeit gemessen, die Sie dafür brauchen, fünfmal hintereinander aufzustehen und sich wieder hinzusetzen. Wie lange haben Sie gebraucht? Länger als 15 Sekunden? Dann haben Sie eine Muskelschwäche und sollten unbedingt ein gezieltes Trainingsprogramm für mehr Muskelkraft absolvieren.

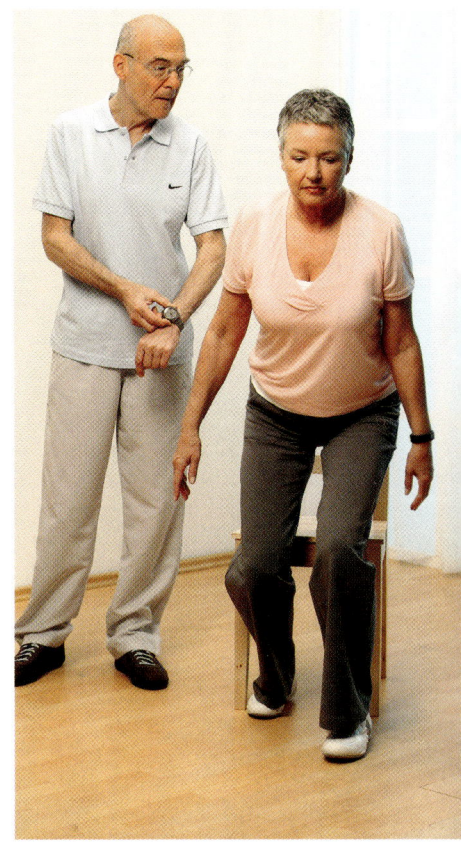

▶ Die Muskelkraft testen.

Welche Muskeln brauchen Training?

Es müssen vor allem die Muskeln trainiert werden, die man braucht, um sich im Alltag sicher, stabil und selbstständig zu bewegen. Besonders wichtig sind die Oberschenkelmuskeln. Sie müssen immer wieder trainiert werden. Der Grund: Man braucht die Beinmuskeln, um sicher stehen und mit raumgreifenden Schritten gehen zu können. Man braucht die Beinmuskeln, um eine Treppe hinauf- und hinabzusteigen. Man braucht sie, um sich vom Sitzen zum Stehen nach oben abdrücken zu können und um sich abfangen zu können, wenn man stolpert. Nur wer starke Beinmuskeln hat, kann in einem solchen Fall einen kräftigen Schritt zur Seite machen. Sind die Beinmuskeln zu schwach, ist all dies nicht mehr optimal möglich und wenn es ganz schlimm kommt, sogar überhaupt nicht mehr.

Arm- und Schultermuskeln werden gebraucht, um sich abstützen zu können. Und – Heben, Tragen, Ziehen, Schieben, Einladen, Ausladen, eine Schwungtür aufdrücken, ein Rollo nach oben ziehen, etwas Transportieren – all dies klappt nur, wenn die Arm- und Schultermuskeln stark genug sind.

Rücken- und Bauchmuskeln werden gebraucht, um sich aufrecht und gerade halten zu können und um den ganzen Körper zu stabilisieren.

Besonders wichtig sind die Oberschenkelmuskeln!

MERKE

Ihre persönliche Prioritätenliste für das Muskeltraining

Diese Muskeln sind besonders wichtig, um sich im Alltag selbstständig, sicher und stabil bewegen zu können.

- die Beinmuskeln
- die Arm- und Schultermuskeln
- die Rücken- und Bauchmuskeln.

1 Fit und selbstständig bleiben

Balance-Training stabilisiert und gibt Sicherheit

Die Balance halten zu können, das ist eine wichtige Fähigkeit, die darüber entscheidet, wie sicher wir durchs Leben gehen. Es ist die Kompetenz, unseren Körper in jeder Lage während einer Bewegung oder bei einer Veränderung der Körperposition im Gleichgewicht zu halten. Diese Fähigkeit entscheidet, ob wir es schaffen, auf Störungen, wie zum Beispiel beim Stolpern, schnell mit der Wiederherstellung des Gleichgewichts reagieren zu können. Wer eine gute Balance besitzt, kann seine Bewegungen jederzeit kontrollieren und schnell auf Störreize reagieren. Deshalb ist man dann auch optimal vor Stürzen geschützt.

INFO

Was in Bruchteilen von Sekunden passiert, wenn man stolpert ... – ... und sich abfängt

Versuchen Sie sich an eine Situation zu erinnern, in der Sie gestolpert sind und fast gefallen wären. Eine Kante, die sie übersehen haben, ein Gegenstand, der im Weg lag, ein Fuß, der einfach nur falsch aufkam. Was ist in Ihrem Körper passiert? Ganz plötzlich strauchen Sie, ein Moment der Unsicherheit, der Sie aus dem Gleichgewicht bringt und Sie gleichzeitig zwingt, blitzschnell zu reagieren. Innerhalb von Sekundenbruchteilen hat Ihr Körper die Situation analysiert, die richtige Bewegung berechnet und Sie dazu gebracht, richtig zu reagieren. Nämlich nicht zu fallen, sondern sich stattdessen mit einem schnellen Schritt zur Seite oder mit einem Schlenker der Arme abzufangen. Wissen Sie, was Sie genau getan haben, um den Sturz zu verhindern? Wahrscheinlich nicht. Bewusst ist uns in der Regel nur, dass der Körper in diesem Augenblick blitzschnell reagiert und dadurch das Unglück verhindert.

Was uns im Gleichgewicht hält

Leider nimmt – ohne ein entsprechendes Training – die Gleichgewichtsfähigkeit im Laufe des Älterwerdens langsam ab. Je älter man wird und je weniger man sich bewegt und dadurch den Körper trainiert, umso ungenauer wird die Anpassung des Körpers an neue und ungewohnte Herausforderungen. Die Bewegungen werden insgesamt unsicherer und weniger präzise und genau. Die Geschwindigkeit, mit der der Körper auf schwierige Situationen reagieren kann, verringert sich.

INFO

Welche Aufgaben hat der Gleichgewichtssinn?

- Die Balance in Ruhe (zum Beispiel beim Sitzen) zu erhalten und wiederherzustellen.
- Die Balance in der Fortbewegung (zum Beispiel beim Gehen oder Laufen über unterschiedliche Böden, über glatte, rutschige, feste, weiche Böden oder über Höhen und Tiefen, bergauf und bergab, über Hindernisse, Bordsteine, Kanten oder Treppen) zu erhalten oder wiederherzustellen.
- Die Balance bei Veränderungen der Köperposition und der Körperlage (zum Beispiel beim Tanzen, beim Drehen, beim Aufstehen und beim Hinsetzen) zu erhalten oder wiederherzustellen.
- Die Balance im Umgang mit Gegenständen (zum Beispiel einen vollen Wassereimer tragen, ohne etwas zu verschütten) zu erhalten oder wiederherzustellen.

Deshalb ist das Balance-Training mit zunehmendem Alter besonders wichtig. Und tatsächlich: Das Aufrechterhalten des Gleichgewichts in unterschiedlichen Positionen oder auf instabilen Unterlagen reduziert das Risiko zu stürzen.

Nur ein trainierter Körper kann sich blitzschnell abfangen!

Sportwissenschaftler erklären den Wirkmechanismus des Balance-Trainings mit einem verbesserten Zusam-

1. Fit und selbstständig bleiben

> **MERKE**
>
> **Balance-Training beugt Stürzen vor**
>
> Wissenschaftler haben die Auswirkungen von Krafttraining und Balance-Training auf alltägliche Situationen, wie zum Beispiel auf das Stolpern, untersucht. Sie konnten nachweisen, dass die Testpersonen, die das Balance-Training durchgeführt haben, sich besser auf Störreize einstellen und schneller darauf reagieren konnten. Ihre Schlussfolgerung: Balance-Training ist hervorragend zur Prävention von Stürzen geeignet.

Info
Herkömmliche Gymnastikübungen kräftigen vor allem die oberflächlichen Muskelschichten, Balance-Training die Tiefenmuskulatur.

menspiel von Muskeln und Nervensystem. Sinnesfühler in den Muskeln, den Gelenken, den Sehnen und der Haut kontrollieren – ohne dass wir etwas davon bewusst wahrnehmen – ständig unsere Körperposition und Haltung. Kommt es zu Schwankungen des Gleichgewichts, melden die Sensoren diese Störung sofort an das zentrale Nervensystem. Dort werden die Ist-Werte mit den Soll-Werten verglichen, und innerhalb von Sekundenbruchteilen befiehlt das Nervensystem den Muskeln, reflexartig mit Veränderungen der Position oder Anspannung der Muskeln zu reagieren. Das Balance-Training erhöht die Qualität und die Geschwindigkeit, mit der diese Reize übermittelt werden. Dadurch verbessert sich automatisch die Körperhaltung sowie die reflexgesteuerte Reaktion des Körpers auf unvorhergesehene Situationen, zum Beispiel wenn man plötzlich stolpert. Während der Bewegungen wird der Körper angeregt, ständig blitzschnell zu reagieren und das Gleichgewicht wiederherzustellen. Der Körper übt das Zusammenspiel von Nervensystem und Muskeln, es wird flüssiger, harmonischer und dadurch schneller. Hinzu kommt, dass beim Balance-Training der ganze Körper in Spannung gebracht werden muss, um das Gleichgewicht halten zu können. Dies trainiert vor allem die Tiefenmuskulatur. Und die ist wichtig, um den Rücken und die Gelenke zu stabilisieren und die Körpermitte zu festigen.

Wie gut ist Ihre Balance?

Wie sicher, reaktionsschnell und stabil sind Sie? Wie gut ist Ihre Balance? Können Sie das selbst einschätzen? Probieren Sie es aus: Mit einem kleinen, ganz einfachen Test, dem Seiltänzer-Test.

Der Seiltänzer-Test

Stellen Sie sich auf eine Linie. Dabei stehen Ihre Füße genau hintereinander und berühren sich. Die Zehen des hinteren Fußes stoßen genau an die Ferse des vorderen Fußes. Lassen Sie Ihre Augen geöffnet und heben Sie Ihre Arme nach vorne an, bis auf Höhe der Schultern. Wenn Sie es zehn Sekunden lang schaffen, sich so zu halten, ohne zu schwanken, die Füße vom Boden zu heben oder die Arme zu bewegen, dann ist Ihre Balance in Ordnung. Wenn Sie das nicht schaffen, müssen Sie dringend aktiv werden und Ihre Gleichgewichtsfähigkeit trainieren.

▶ Der Seiltänzer-Test.

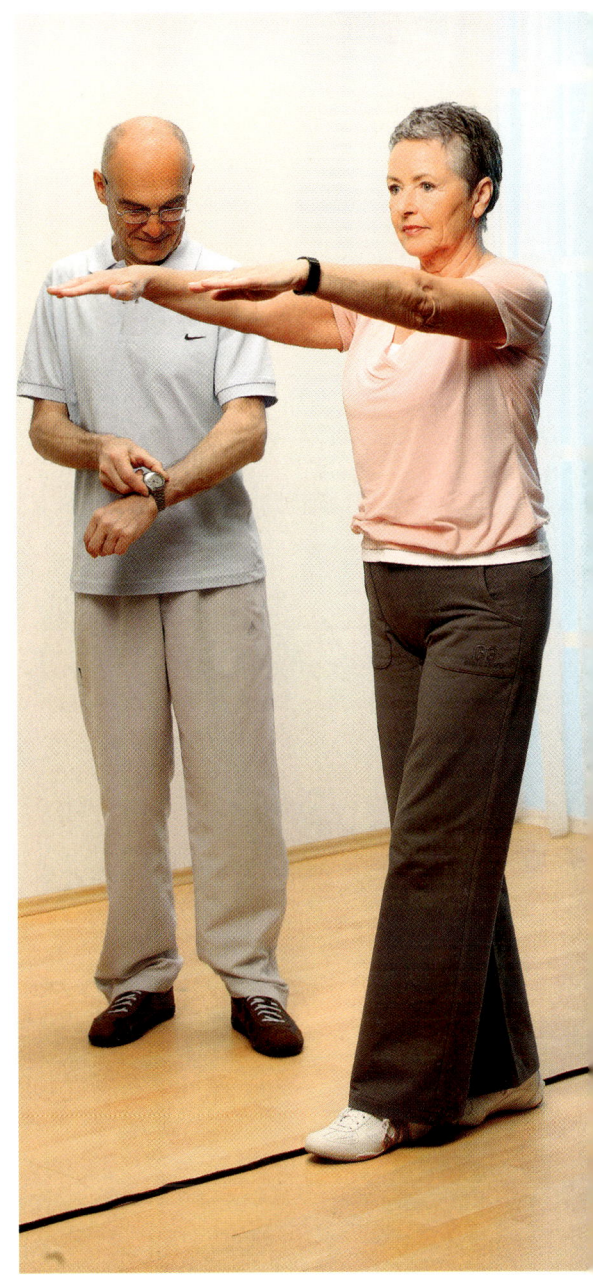

1. Fit und selbstständig bleiben

Stretching erhält die Beweglichkeit

Beweglichkeit bedeutet auch Bewegungsvielfalt.

Wer es schafft, seine Beweglichkeit bis ins höchste Alter hinein zu bewahren, der fühlt sich fit und elastisch. Denn: Beweglichkeit bedeutet auch Bewegungsvielfalt. Oder anders herum: Wer unbeweglich wird, ist gleichzeitig auch in seinen Bewegungsmöglichkeiten eingeschränkt. Den Reißverschluss im Rücken allein zu schließen, sich die Haare auch am Hinterkopf zu kämmen, ganz hinten im Regal an das allerletzte Einmachglas heranzukommen, all das ist abhängig von der Beweglichkeit der Gelenke und der Elastizität der Muskeln.

Die Beweglichkeit der Schultern und der Arme ist wichtig, um überall heranzukommen. Die Beweglichkeit der Wirbelsäule ist wichtig, um Körperdrehungen durchführen zu können, zum Beispiel um sich morgens nach dem Wachwerden im Bett von der Rückenlage in die Seitenlage zu drehen und von dort aus weiter zum Rand des Bettes, um hochzukommen. Die Beweglichkeit der Halswirbelsäule wird gebraucht, um sich umsehen zu können und seine Umgebung auf Unvorhergesehenes hin überprüfen und kontrollieren zu können. Die Voraussetzung dafür ist, dass man seinen Kopf zur Seite drehen, zur Seite und nach vorn neigen kann. Um die Beweglichkeit der Halswirbelsäule zu erhalten, ist es wichtig, die entsprechenden Dehn- und Mobilisationsübungen immer wieder zu üben.

Die Beweglichkeit des Hüftgelenks und die Elastizität der Bein- und Hüftmuskeln ist wichtig, um große, raumgreifende Schritte machen zu können, um die Beine hoch anheben zu können und um bei drohenden Stürzen einen weiten Schritt zur Seite, nach hinten oder nach vorn machen zu können.

Dehnen und mobilisieren – wie geht das überhaupt?

Wenn Sie Ihre Muskeln dehnen, ziehen Sie die Muskeln und vor allem das umgebende Bindegewebe lang auseinander. Um ein Gefühl für die richtige Dehnintensität zu bekommen, probieren Sie Folgendes aus: Stellen Sie sich aufrecht hin. Heben Sie Ihren rechten Arm diagonal nach oben. Führen Sie jetzt diesen Arm ein wenig hinter Ihre Körperlinie und stoppen Sie an dem Punkt, an dem Sie das erste Dehnsignal in Ihren Brustmuskeln spüren. Ihr Körper weiß nun: „Hier wird gedehnt!". Von diesem Punkt aus können Sie Ihren Arm sicher noch nach hinten führen, bis Sie ein wesentlich intensiveres Dehnsignal spüren. Das signalisiert: „Stopp, hier geht's nicht weiter!"

Wichtig
Dehnen an der Dehnschwelle erhält Ihre Beweglichkeit!

Der Punkt, an dem Sie die Dehnspannung zum ersten Mal wahrnehmen, ist die Dehnschwelle. Wenn Sie über diesen Punkt hinaus weiterdehnen und das Ende der Beweglichkeit erreichen, sind Sie an Ihrer persönlichen Dehngrenze angelangt. Sie dehnen Ihre Muskeln, indem sie langsam in die Dehnposition hineingehen und dort ca. 10 bis 15 Sekunden halten. Sie können auch in Dehnposition kleine, sanfte Wippbewegungen machen. Bitte nicht mit Schwung wippen! Sie beugen Ihr Gelenk und strecken es wieder. Der Dehnreiz muss jedoch die ganze Zeit über spürbar sein.

Tipp
Wer beweglicher werden will, muss an die Dehngrenze gehen!

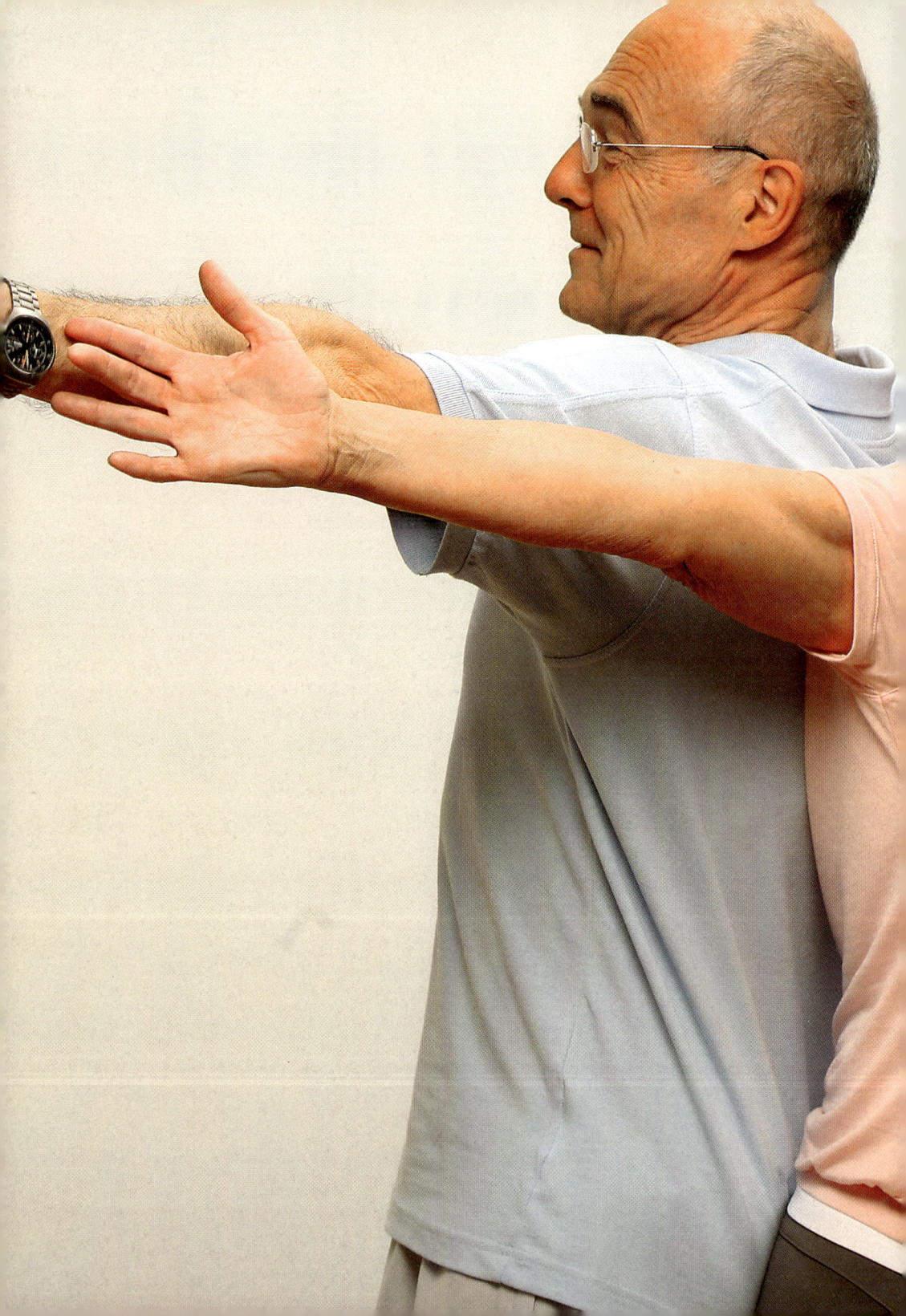

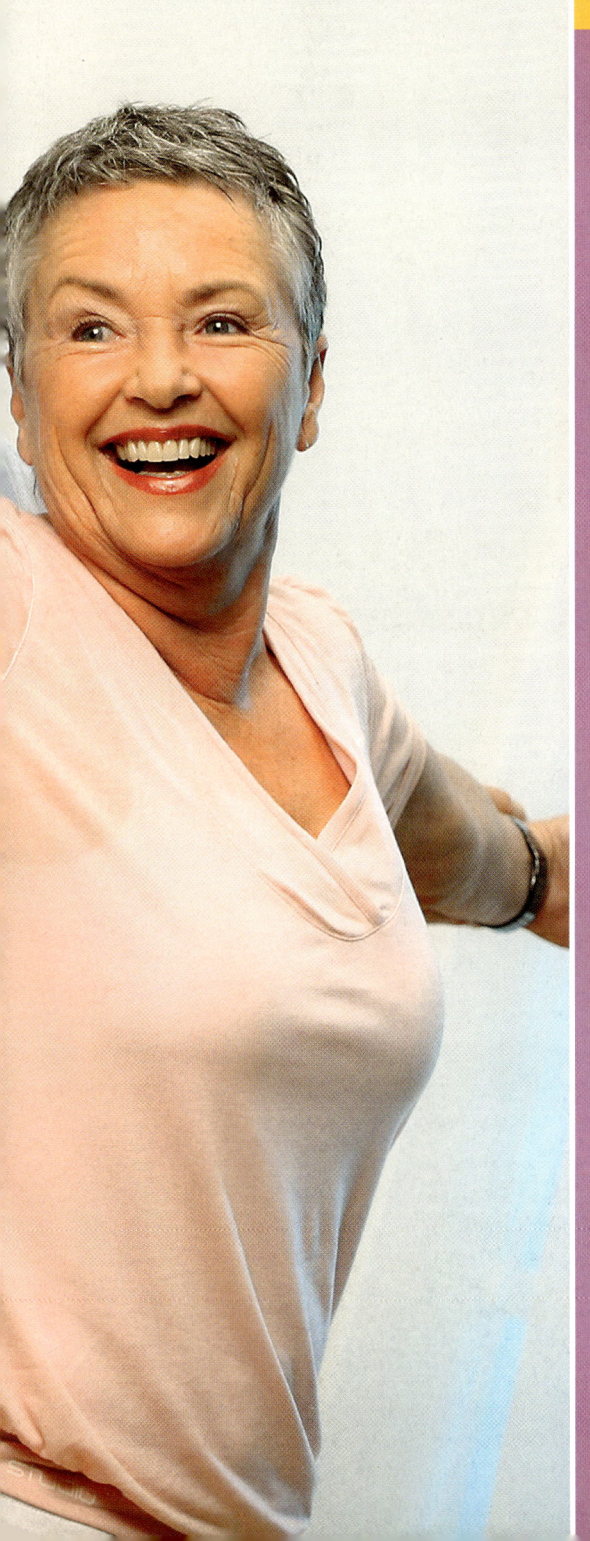

2

Ihr Trainingsplan

Bewegen ist genauso wichtig wie Zähneputzen oder Händewaschen. Mit dem Plan über 12 Wochen gelingt Ihnen der Einstieg ganz leicht. Und verführt Sie zu regelmäßigem Training, das Sie wie selbstverständlich in Ihren normalen Tagesablauf integrieren. Freuen Sie sich an den ersten Erfolgen, die auch eintreten, wenn Sie anfangs nicht das volle Pensum schaffen.

2 Ihr Trainingsplan

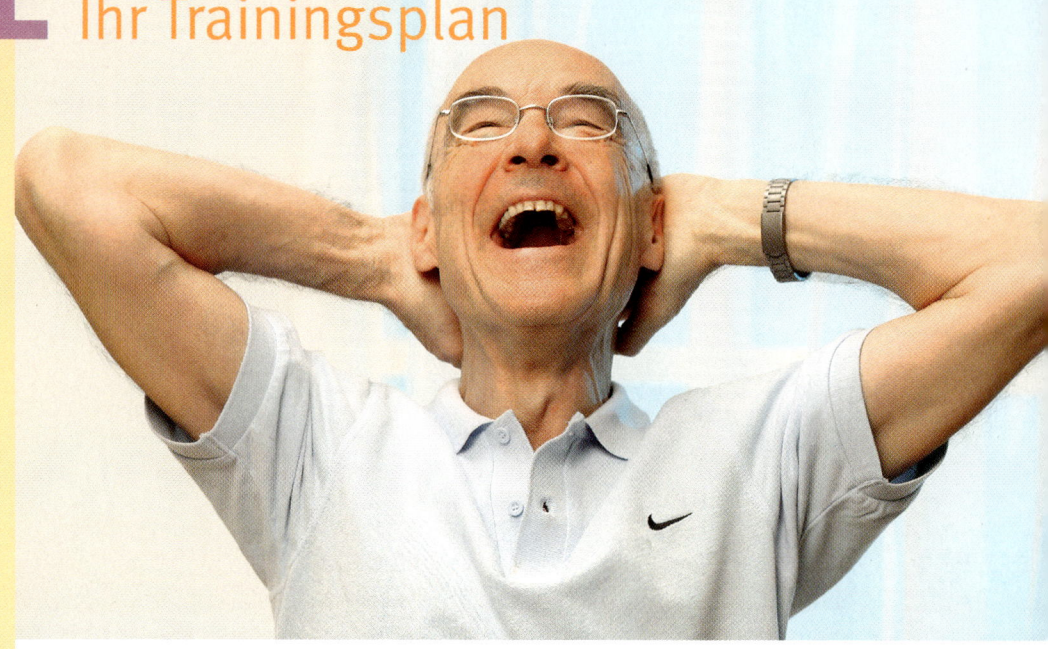

Gleich geht's los: vorab ein paar Worte

Konsultieren Sie Ihren Arzt, bevor Sie beginnen

Holen Sie sich das Einverständnis Ihres Arztes!

Bevor Sie mit dem Bewegungsprogramm beginnen, sollten Sie mit Ihrem Arzt oder Ihrer Ärztin besprechen, ob es in Ihrem Fall gesundheitliche Gründe gibt, die gegen die Durchführung der Bewegungsübungen sprechen. Es ist besser, wenn Sie sich vor dem Start des Trainings noch einmal von Ihrem Arzt untersuchen lassen. Vor allem, wenn Sie wegen eines chronischen Leidens in Behandlung sind, geht kein Weg daran vorbei, sich das Einverständnis Ihres Arztes zu holen. Sie können Ihrem Arzt auch das Bewegungsprogramm zeigen. Dann kann er sich von der Art des Trainings ein Bild machen und kann besser einschätzen, ob diese Übungen für Sie in Ordnung sind oder ob Sie sie besser nicht durchführen sollten.

Fordern statt schonen

Vorbei sind die Zeiten, in denen man glaubte, dass man älteren Menschen etwas Gutes tut, wenn man sie schont und ihnen alles abnimmt. Damals glaubte man auch, dass Bewegung im Alter ausschließlich sanft und entspannt durchgeführt werden sollte. Nach vielen Jahren harter Arbeit wollte man den älteren Menschen endlich Ruhe, Schonung und Entspannung gönnen und sie nicht noch im Alter auf Trab halten. Heute weiß man, dass dieses Verhalten für die meisten gesunden älteren Menschen nicht sinnvoll ist. Es ist sinnvoll, langsam zu beginnen und sich nicht zu überfordern. Es ist auch sinnvoll, sich zwischendurch immer wieder Ruhepausen und Entspannung zu gönnen. Aber es ist nicht sinnvoll, sich grundsätzlich keinen Herausforderungen zu stellen, sich nicht mehr anzustrengen und seinem Körper keine Belastungen zuzumuten. Ein solches Verhalten hat negative Auswirkungen.

Anstrengung macht Ihren Körper stark.

Dies gilt auch für Bewegung. Sie sollen sich während der Übungen anstrengen. Sie sollen schwitzen und ruhig auch ein wenig außer Atem kommen. Anstrengung schadet Ihnen nicht, solange Sie gesund sind. Das Gegenteil ist der Fall: Anstrengung, Belastung und Herausforderung macht Ihren Körper stark und hilft Ihnen damit auch, sich auf Belastungen, die im Alltag auf Sie zukommen, vorzubereiten. Aber – falls Sie während des Trainings ungewohnte Schmerzen bekommen, die Sie nicht kennen – zum Beispiel in den Gelenken, im Rücken, im Kopf oder im Brustkorb –, unterbrechen Sie das Training und besprechen Sie sich mit Ihrem Arzt.

2 Ihr Trainingsplan

AUS DER PRAXIS

Für Angehörige:
Die häufigsten Ausreden – und wie Sie sie entkräften können!

Manchmal ist es ganz schön schwer, die Eltern, die Großmutter, den Großvater oder den Partner zu motivieren, sich zu bewegen. Hier finden Sie die Liste der häufigsten Ausreden – und gleich dazu eine Liste der besten Gegenargumente:

▌ *Ich bin zu alt! Jetzt lohnt es sich auch nicht mehr, mit Bewegung anzufangen.*

Falsch! Es lohnt sich in jedem Alter. Ein 90-Jähriger kann durch Training die gleichen Effekte erreichen wie ein 20-Jähriger.

▌ *Ich hab' mich in meinem Leben so anstrengen müssen, jetzt will ich endlich meine Ruhe haben!*

Deine Lebensleistung in allen Ehren, aber Du willst doch sicher so lange wie möglich die Früchte Deiner Arbeit einfahren. Das geht aber nur, wenn Du fit bleibst, also auf geht's!

▌ *Das ist doch sowieso alles zu schwer für mich.*

Lass es uns ausprobieren. Und wenn es wirklich zu anstrengend ist, machen wir weniger Wiederholungen.

▌ *Ich habe keine Turnschuhe und keine Sporthose. Das geht also nicht.*

Kein Problem, wir fahren direkt in die Stadt und kaufen ein paar feste Schuhe ohne Absatz und eine bequeme Hose, die nicht einschnürt und das Atmen behindert.

▌ *Das macht mir einfach alles keinen Spaß.*

Dann machen wir gute Musik dazu an, dann sieht das schon ganz anders aus.

▌ *Mir tun/tut doch jetzt schon alle Gelenke/der Rücken weh. Wie soll das denn erst sein, wenn ich die Übungen mache.*

Bewegung ist die beste Möglichkeit, um den Teufelskreis aus **Schmerzen – Schonhaltung – Unterforderung – noch mehr Schmerzen** zu durchbrechen. Es wird Dir nach einiger Zeit besser gehen, die Schmerzen werden weniger. Probiere es aus!

Für wen sind die Bewegungsprogramme nicht geeignet?

Wenn Sie akut erkrankt sind oder Fieber haben, sollten Sie die Übungen keinesfalls machen. Für Menschen nach einem Herzinfarkt, einem Schlaganfall oder einer Bypass-Operation sind die Programme ebenfalls nicht geeignet. Auch wenn Sie einen hohen Blutdruck haben, der nicht medikamentös eingestellt ist, ist es besser auf das Sportprogramm zu verzichten. Bei allen anderen Erkrankungen oder Beeinträchtigungen sollten Sie auf jeden Fall vorab mit Ihrem Arzt oder Ihrer Ärztin sprechen, ob die Bewegung für Sie sinnvoll ist.

Klar ist, wer unsicher auf den Beinen steht, braucht das Sturzprophylaxe-Training besonders dringend. Es existiert jedoch ein erhöhtes Risiko, bei der Durchführung der Übungen selbst zu fallen. Gehen Sie kein Risiko ein! Suchen Sie sich Unterstützung. Sicher gibt es jemanden, der bereit ist, an Ihrer Seite zu stehen und Sie zur Not zu stützen und zu halten, wenn Sie üben.

Wenn Sie unsicher sind: Holen Sie sich jemanden, der Sie stützt!

Sicherheit geht immer vor

Achten Sie darauf, dass während des Trainings immer ein Telefon in greifbarer Nähe ist. Der Boden, auf dem Sie üben, darf nicht glatt, sondern muss rutschfest sein. Beseitigen Sie alle Stolperfallen wie Kabel oder Teppichkanten. Räumen Sie alles weg, über das Sie fallen oder an dem Sie sich verletzen könnten.

Es ist sehr wichtig, dass Sie während des Trainings **niemals** Schuhe ohne festen Fersenhalt oder ohne seitliche Stabilisierung tragen. Entscheiden Sie sich für feste Schuhe ohne Absatz (am besten stabile Turnschuhe) oder rutschfeste, dicke Socken. Genauso wichtig ist es, dass Sie bequeme, lockere Kleidung tragen. Am besten sind ein Jogging-Anzug und ein lockeres T-Shirt.

2 Ihr Trainingsplan

Einen Gang runterschalten!

Besser langsam als schwungvoll
Führen Sie die Übungen konzentriert und langsam durch. Schwungvolle Bewegungen sollten Sie vermeiden. Denn schwungvolle, schnelle Bewegungen sind nicht effektiver. Das Gegenteil ist der Fall: Wer mit Schwung arbeitet, setzt weniger Kraft ein. Dadurch werden die Kraftübungen deutlich ineffektiver. Außerdem ist das Risiko, sich zu verletzen viel größer, wenn Sie die Bewegungen unkonzentriert und mit viel Schwung durchführen. Also: Schalten Sie die Bewegungsgeschwindigkeit einen Gang runter!

Ruhiger Atemfluss
Achten Sie darauf, dass Sie während der Übungen ruhig und fließend ein- und auch wieder ausatmen. Halten Sie nicht die Luft an. Wenn Sie während des Übens die Luft anhalten – das wird auch Pressatmung genannt –, baut sich ein Druck im Brustinnenraum auf, der den Blutdruck stark ansteigen lässt. Atmen Sie deshalb ruhig weiter und achten Sie vor allem darauf, dass Sie bewusst ausatmen, dann belasten Sie Herz und Kreislauf nicht übermäßig.

Trainingspläne dienen der Orientierung
Wir haben für Sie einen Trainingsplan konzipiert, der Ihnen zeigt, wie viele Wiederholungen Sie machen und wie oft Sie in der Woche trainieren sollten. Diese Angaben sind lediglich Orientierungshilfen. Es geht nicht darum, die Wiederholungszahlen rigide und strikt einzuhalten. Wenn Sie das Gefühl haben, dass Sie mit der Anzahl der Bewegungsübungen, die aufgeführt sind, überfordert sind, dann sollten Sie Ihr Körpergefühl entscheiden lassen und einen Gang runterschalten. Also zum Beispiel nur acht statt zehn Wiederholungen machen, nur einen Durchgang statt zwei durchführen oder

> **INFO**
>
> ### Aua, ich habe Muskelkater!
>
> Wenn Sie lange keinen Sport gemacht haben und sich auch sonst wenig bewegen, ist es durchaus möglich, dass Sie Muskelkater bekommen.
>
> Ein leichter Muskelkater am Tag nach dem Training ist normal!
>
> Einen Muskelkater bekommt man, wenn die Muskeln ungewohnten Belastungen ausgesetzt sind oder wenn sie überfordert worden sind. Dabei entstehen im Muskel kleinste Haarrisse. Der Muskel benötigt dann ein wenig Ruhe und viel Wärme, dann sind die leichten Schmerzen nach ein bis zwei Tagen wieder vollständig verschwunden. Ein leichter Muskelkater am Tag nach dem Training ist normal, vor allem, wenn man lange keinen Sport gemacht hat. Er ist in der Tat sogar gewollt und notwendig, damit der Muskel sich an die Belastung anpassen kann. So wird er belastbarer und kräftiger.
>
> Ist der Muskelkater jedoch so extrem, dass Sie sich kaum noch bewegen können, dass Sie starke Schmerzen beim Aufstehen, beim Treppensteigen oder beim Anheben der Arme haben, dann war die Belastung zu hoch. Sollte dies der Fall sein, müssen Sie Ihr Pensum reduzieren. Wiederholen Sie die Übungen dann nicht ganz so häufig.

auch eine Übung ganz weglassen. Wenn Sie das Gefühl haben, mit dem Programm unterfordert zu sein, können Sie gern ein größeres Pensum absolvieren. Achten Sie dabei jedoch immer auf die Signale Ihres Körpers.

So überwinden Sie Ihren inneren Schweinehund

Es ist wichtig, dass Sie die Übungen regelmäßig machen. Nur dann wird sich wirklich etwas ändern. Sie müssen regelmäßig üben, damit Sie dauerhaft Erfolg haben. Zwischendurch wird es immer mal wieder Situationen geben, in denen Sie keine Lust haben, aktiv zu sein, weil es gerade so gemütlich im Sessel ist oder auch weil Sie keine Zeit haben. Versuchen Sie trotzdem, immer dabeizubleiben. Denn: Wenn Sie einmal aufgehört haben, zu

Tipps und Tricks, damit Sie am Ball bleiben!

2 Ihr Trainingsplan

> **INFO**
>
> ### Körpergefühl wichtiger als Trainingsplan
>
> Dr. Markus Walther, Chefarzt des Zentrums für Sportorthopädie und Fußchirurgie der Schön-Kliniken in München, hat festgestellt, dass Jogger, die sich rigide an einen Trainingsplan halten, ohne dabei auf ihr Körpergefühl zu achten, ein deutlich erhöhtes Verletzungsrisiko aufweisen. Er hat insgesamt etwa 1000 Freizeitjogger und leistungsorientierte Läufer befragt. Wer unbedingt die Vorgaben eines Planes erfüllen will, steht unter Druck und achtet deshalb häufig nicht mehr auf die Signale seines Körpers. Schmerzen werden ignoriert, körperliche Probleme gar nicht erst wahrgenommen. Wenn Muskeln, Bänder und Gelenke jedoch über längere Zeit zu stark belastet werden, steigt das Risiko, sich zu verletzen, deutlich an.

trainieren, besteht das Risiko, dass Sie nicht mehr wieder reinkommen. Also – bleiben Sie am Ball!

Diese Tricks können Ihnen dabei helfen:

Integrieren Sie das Bewegungstraining in Ihren Alltag!

- Das Bewegungstraining ist genauso wichtig wie Zähneputzen oder Händewaschen, und das machen Sie auch regelmäßig und integrieren es in Ihren normalen Tagesablauf. Genauso sollten Sie das auch mit der Bewegung machen. Wann ist für Sie die beste Bewegungszeit? Morgens, nach dem Frühstück? Okay, dann planen Sie das entsprechend ein und integrieren Sie die Zeit, die Sie dafür brauchen, in Ihren Tagesablauf. Also, morgens von 9 Uhr bis 9.30 Uhr Sport. Danach duschen, dann einkaufen, dann kochen …

Gemeinsam macht es mehr Spaß!

- Suchen Sie sich Verbündete: Es macht viel mehr Spaß, wenn man nicht allein Sport treibt, sondern das gemeinsam mit anderen tun kann. Suchen Sie sich Freunde, Nachbarn, Partner, die Lust haben, sich gemeinsam mit Ihnen zu bewegen. Verabreden Sie feste Termine und halten Sie diese Termine dann auch ein!

- Ziehen Sie Zwischenbilanz und seien Sie stolz auf Ihre Erfolge! Ziehen Sie alle 4 Wochen eine Zwischenbilanz, ein Resümee. Hat sich etwas verändert? Fühlen Sie sich besser? Schaffen Sie irgendetwas, was Sie vorher nicht geschafft haben? Fällt Ihnen eine alltägliche Aktivität leichter als vorher? Am besten, Sie schreiben sich diese Veränderungen auf, immer im Abstand von 4 Wochen. Sie werden staunen, was sich alles verändert und wie groß die Erfolge sind.

    Seien Sie stolz auf Ihre Erfolge!

- Belohnen Sie sich für Ihre Mühe! Wenn Sie die ersten vier Wochen geschafft und durchgehalten haben, wird es Zeit, sich selbst für seine Disziplin zu belohnen. Wie wär's mit einem schönen, bunten Blumenstrauß als kleines „Dankeschön" für sich selbst, mit einem schicken, neuen Pullover, den Sie sich schon seit Langem wünschen, oder mit einem Abendessen mit Freund, Freundin, Partner oder Nachbarin beim Italiener?

    Belohnen Sie sich für Ihre Mühe!

Hier kommt Ihr Trainingsplan. Der Plan läuft über 12 Wochen. In diesen 12 Wochen sollten Sie versuchen, regelmäßig aktiv zu sein, am besten dreimal pro Woche, wie aufgeführt. Wählen Sie die Bewegungstage so aus,

INFO

Wie motiviere ich meine Eltern, meinen Partner, meine alte Tante?

Sie ahnen, dass ein älterer Angehöriger sich dringend bewegen müsste? Er oder sie ist jedoch partout nicht zu motivieren? Vielleicht probieren Sie es damit:
- Führen Sie den Muskeltest auf Seite 40 und den Seiltänzertest auf Seite 45 mit Ihrem Angehörigen durch. Vielleicht spürt er oder sie dabei, dass es dringend notwendig ist, etwas zu tun.
- Führen Sie das Training in den ersten beiden Wochen gemeinsam durch. Möglicherweise findet er oder sie Gefallen daran und macht anschließend allein weiter.

Machen Sie Ihren Angehörigen auf erreichte Erfolge aufmerksam!

2 Ihr Trainingsplan

dass dazwischen möglichst ein Pausentag liegt, an dem sich Ihr Körper wieder erholen kann.

Beachten Sie jedoch auch, dass dieser Plan lediglich eine Orientierungshilfe darstellt. Sie müssen sich nicht rigide an die Vorgaben halten. Wenn Sie das Gefühl haben, dass das Pensum zu umfangreich für Sie ist, machen Sie einfach etwas weniger. Wenn Sie sich unterfordert fühlen, können Sie vorsichtig das Pensum steigern. Zusätzlich zu den Muskel-, Balance- und Stretching-Übungen sind einige Spaziergänge in den Trainingsplan integriert. Wenn Sie sich kräftig genug fühlen und häufiger spazieren gehen möchten, tun sie das einfach. Vielleicht schaffen Sie es nach einiger Zeit sogar, täglich ein wenig an die Luft gehen und Ihre Beine zu bewegen. Aber egal, ob Sie jeden Tag aktiv sind oder dreimal pro Woche, bleiben Sie dabei und geben Sie nicht auf! Das ist das Wichtigste!

Bevor Sie Ihre Übungen machen, sollten Sie Ihren Körper immer ein wenig aufwärmen. Das dauert nicht lang, höchstens 5 bis 10 Minuten. Das bringt den Körper auf die richtige Betriebstemperatur und bereitet Muskeln und Gelenke auf das Training vor.

Zum Aufwärmen

Gehen Sie am Platz

Anfangs heben Sie die Füße nur etwas vom Boden. Lassen Sie die Schultern entspannt und schwingen Sie Ihre Arme locker mit. Fühlen Sie sich gut dabei? Dann können Sie nun die Füße und die Knie etwas höher anheben. Gehen Sie einige Minuten lang, aber nur solange Sie sich gut dabei fühlen und Sie nicht allzu sehr außer Atem kommen. Zum Abschluss die Dynamik wieder etwas herausnehmen und die Knie nicht mehr so stark heben.

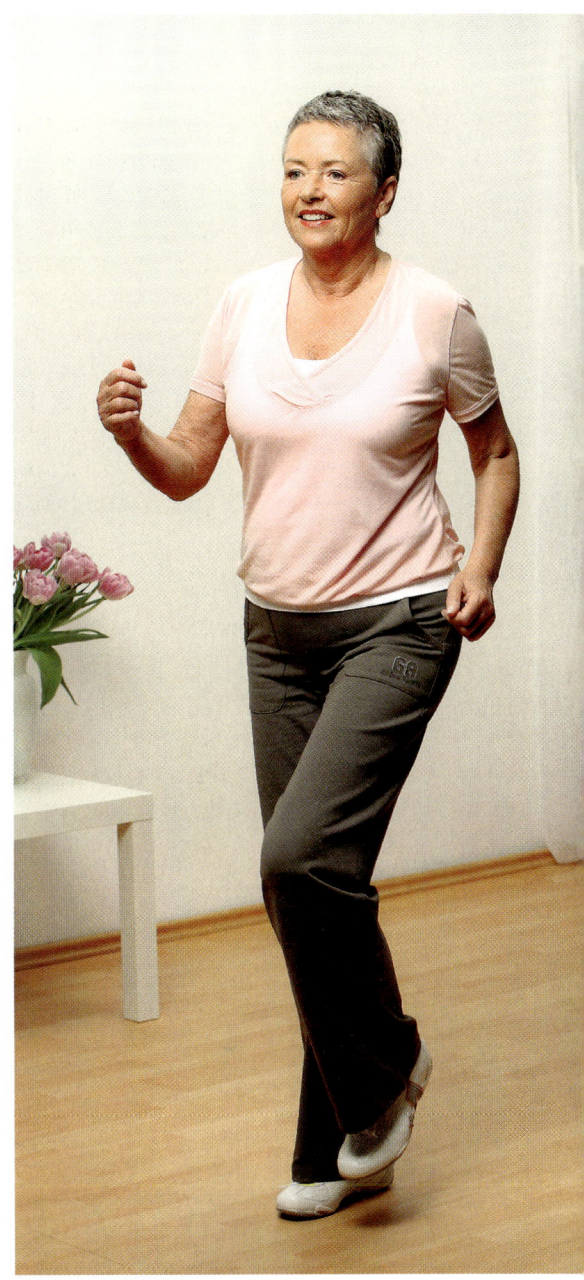

▶ Zum Aufwärmen: Gehen am Platz.

2 Ihr Trainingsplan

Schulter kreisen

Langsam stehen bleiben, einmal tief durchatmen und dann beide Schultern kreisen, rückwärts in großen Kreisen, mehrmals hintereinander. Immer, wenn die Schultern hinten und unten sind, ziehen Sie sie bewusst noch ein wenig tiefer nach unten. Mindestens zehnmal.

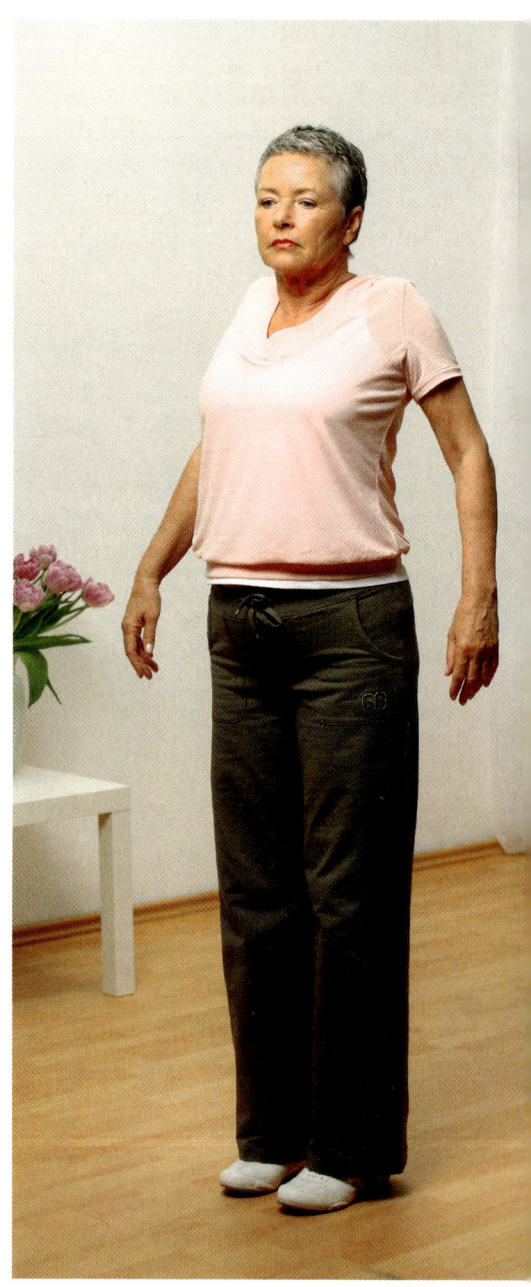

▶ Die Schultern kreisen.

Arme gleichzeitig pendeln

Nun öffnen Sie Ihre Beine mindestens hüftbreit und beugen etwas die Knie. Lassen Sie Ihre Arme gemeinsam erst nach vorne und dann nach hinten pendeln. Immer wieder vor – und zurück. Mindestens zehnmal.

▶ 1: Die Arme nach vorn und zurück pendeln.
2: Nun im Wechsel: Ein Arm ist vorn, der andere hinten.

Dann wechselseitig pendeln

Dann wechselseitig: Wenn der rechte Arm vorn ist, ist der linke hinten – und umgekehrt. Schütteln Sie Ihre Arme aus, ganz locker und entspannt. Etwa zehnmal.

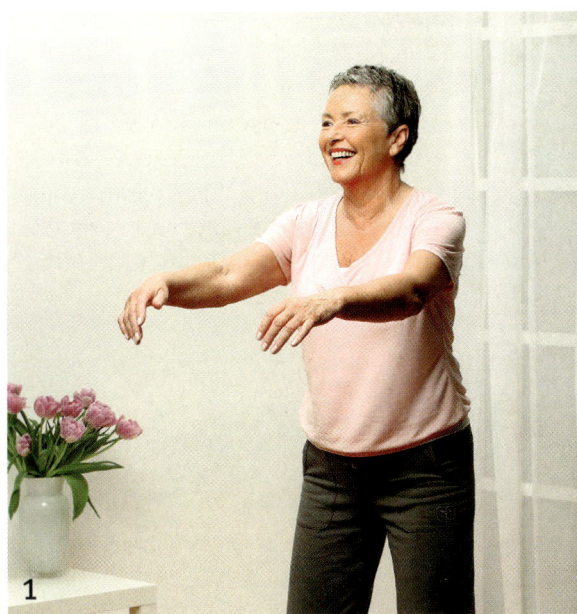

Nun die Beine auslockern

Kicken Sie das rechte Bein und das linke Bein im Wechsel nach vorn. Jede Seite ungefähr zehnmal.

Wenn Sie sich im Laufe der Zeit ganz sicher auf den Beinen fühlen, macht das Aufwärmen noch mehr Spaß, wenn Sie Musik dazu anmachen. Sicher haben Sie irgendwo eine CD oder Musik-Kassette, die sie gern hören. Falls nicht, schalten Sie einfach das Radio an.

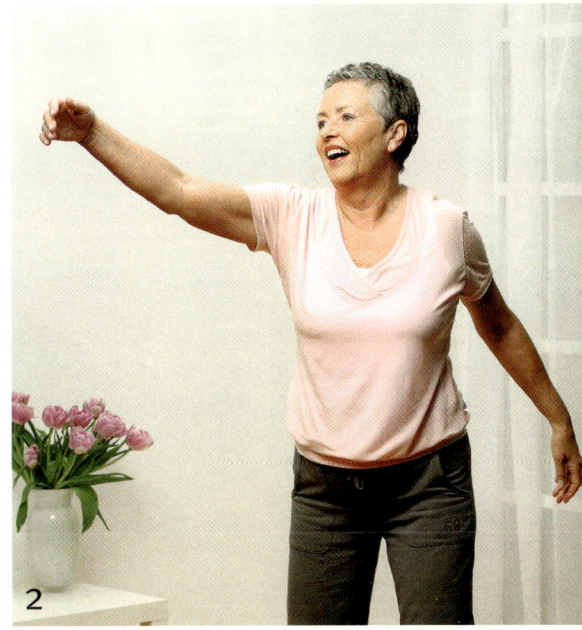

2 Ihr Trainingsplan

Die Gewöhnungsphase: Trainingswoche 1–6

Während der ersten sechs Wochen hat Ihr Körper Zeit, sich langsam an die Belastung durch das Training zu gewöhnen. Sie lernen zunächst einmal, stabil zu stehen und sicher zu gehen. Durch das regelmäßige Spazierengehen wird Ihre Ausdauer langsam aufgebaut, und das Gehen wird immer sicherer. In der 3. Trainingswoche beginnen Sie mit den Kraftübungen des Anfänger-Programms. Das Pensum wird langsam gesteigert. Muskeln, Bänder und Gelenke können sich langsam an die Belastung anpassen.

Woche	Trainingstag 1	Trainingstag 2	Trainingstag 3	zusätzlich
1	Ü 1–10: Stabil stehen und sicher gehen	1 Spaziergang (je nach Belastbarkeit 5 bis 30 Minuten)	Ü 1–10: Stabil stehen und sicher gehen	
2	Ü 1–10: Stabil stehen und sicher gehen	1 Spaziergang	Ü 1–10: Stabil stehen und sicher gehen	
3	Ü 11–20: Muskeltraining für Anfänger	Ü 1–10: Stabil stehen und sicher gehen	Ü 11–20: Muskeltraining für Anfänger	Mindestens 1 Spaziergang in der Woche (je nach Belastbarkeit zwischen 10 und 30 Minuten)
4	Ü 11–20: Muskeltraining für Anfänger	Ü 1–10: Stabil stehen und sicher gehen	Ü 11–20: Muskeltraining für Anfänger	Mindestens 1 Spaziergang in der Woche (je nach Belastbarkeit zwischen 10 und 30 Minuten)
5	Ü 11–20: Muskeltraining für Anfänger	Ü 31–39: Balancetraining für Anfänger	Ü 11–20: Muskeltraining für Anfänger	Mindestens 2 Spaziergänge pro Woche (je nach Belastbarkeit zwischen 10 und 40 Minuten)
6	Ü 11–20: Muskeltraining für Anfänger	Ü 31–39: Balancetraining für Anfänger	Ü 11–20: Muskeltraining für Anfänger	Mindestens 2 Spaziergänge pro Woche (je nach Belastbarkeit zwischen 15 und 45 Minuten)

Ihr Trainigsplan

Die Aufbauphase: Trainingswoche 7–12

Nach sechs Wochen regelmäßigem Krafttraining hat sich Ihr Körper bereits an die Belastung gewöhnt. Wenn Sie nun das Gefühl haben, dass das Pensum des Muskeltrainings für Anfänger zu gering für Sie ist, können Sie mit dem Muskeltraining für Fortgeschrittene beginnen (Übungen 21 bis 30). Hinzu kommen nun auch die Dehnübungen für eine bessere Beweglichkeit. Diese Übungen werden Ihnen guttun. Absolvieren Sie die Stretching-Übungen mindestens zweimal pro Woche, jeweils nach dem Muskeltraining. Vielleicht merken Sie nach einiger Zeit, dass Sie dadurch beweglicher werden. Wenn Sie möchten, können Sie die Stretching-Übungen durchführen, so häufig Sie Lust und Zeit haben, gern auch täglich.

Wichtig
Halten Sie die genannte Reihenfolge der Übungen ein!
Nachdem Ihr Gleichgewichtssinn nun vier Wochen lang mit den Anfänger-Übungen geschult worden ist, können Sie versuchen, auf das Fortgeschrittenen-Programm umzusteigen. Aber nur, wenn Sie die Einsteigerübungen sicher und ohne Hilfe beherrschen. Außerdem sollten Sie nun versuchen, an jedem Trainingstag das Balance-Training, das Muskeltraining und das Stretching-Programm zu kombinieren. Wichtig: Halten Sie die genannte Reihenfolge ein! Da dies nun jede Menge Übungen auf einmal sind, beginnen Sie mit zwei Trainingstagen pro Woche.

Lassen Sie sich nicht entmutigen, wenn beim Üben mal was weh tut!
Der Rücken tut beim Üben weh? Die Knie schmerzen ohne Unterlass? Lassen Sie sich davon nicht entmutigen! Sprechen Sie mit Ihrem Arzt oder Ihrer Ärztin! Und probieren Sie das Bewegungsprogramm gegen Rückenschmerzen oder das Programm für stabile Kniegelenke auf den Seiten 135 und 141 aus. Möglicherweise können diese Übungen dazu beitragen, dass Ihre Schmerzen nachlassen.

ACHTUNG

Trainingsstufen anpassen

Falls Sie sich beim Muskeltraining stark belastet fühlen, bleiben Sie einfach noch einige Zeit bei den Anfänger-Übungen. Wechseln Sie jedoch auf jeden Fall zum Fortgeschrittenen-Programm, sobald Sie die Anfänger-Übungen als leicht empfinden.

2 Ihr Trainingsplan

Woche	Trainingstag 1	Trainingstag 2
7	1. Ü 21–30: Muskeltraining für Fortgeschrittene (alternativ Ü 11–20) 2. Ü 50–60: Dehnübungen	Ü 31–39: Balance-Training für Anfänger
8	1. Ü 21–30: Muskeltraining für Fortgeschrittene, (alternativ Ü 11–20) 2. Ü 50–60: Dehnübungen	Ü 31–39: Balance-Training für Anfänger
9	1. Ü 40–49: Balance-Training für Fortgeschrittene (alternativ Ü 31–39) 2. Ü 21–30: Muskeltraining für Fortgeschrittene (alternativ Ü 11–20) 3. Ü 50–60: Dehnübungen	Wie Trainingstag 1
10	1. Ü 40 –49: Balance-Training für Fortgeschrittene (alternativ Ü 31–39) 2. Ü 21–30: Muskeltraining für Fortgeschrittene (alternativ Ü 11–20) 3. Ü 50–60: Dehnübungen	Wie Trainingstag 1
11	1. Ü 40–49: Balance-Training für Fortgeschrittene (alternativ Ü 31–39) 2. Ü 21–30: Muskeltraining für Fortgeschrittene (alternativ Ü 11–20) 3. Ü 50–60: Dehnübungen	Wie Trainingstag 1
12	1. Ü 40–49: Balance-Training für Fortgeschrittene (alternativ Ü 31–39) 2. Ü 21–30: Muskeltraining für Fortgeschrittene (alternativ Ü 11–20) 3. Ü 50–60: Dehnübungen	Wie Trainingstag 1

Trainingstag 3	Zusätzliches
1. Ü 21–30: Muskeltraining für Fortgeschrittene (alternativ Ü 11–20) 2. Ü 50–60: Dehnübungen	Mindestens 2 Spaziergänge pro Woche (je nach Belastbarkeit zwischen 15 und 45 Minuten)
1. Ü 21–30: Muskeltraining für Fortgeschrittene (alternativ Ü 11–20) 2. Ü 50–60: Dehnübungen	Mindestens 2 Spaziergänge pro Woche (je nach Belastbarkeit zwischen 15 und 45 Minuten)
	mindestens 2 Spaziergänge pro Woche (je nach Belastbarkeit zwischen 20 und 50 Minuten)
	mindestens 2 Spaziergänge pro Woche (je nach Belastbarkeit zwischen 20 und 50 Minuten)
Wie Trainingstag 1	mindestens 2 Spaziergänge pro Woche (je nach Belastbarkeit zwischen 20 und 50 Minuten)
Wie Trainingstag 1	mindestens 2 Spaziergänge pro Woche (je nach Belastbarkeit zwischen 20 und 50 Minuten)

2 Fit und selbstständig bleiben

Wenn die ersten 12 Wochen geschafft sind

Und wenn die ersten 12 Wochen geschafft sind, was passiert dann? Dann sollten Sie sich zunächst einmal selbst gratulieren. Der Einstieg wäre geschafft …! Belohnen Sie sich für Ihr Durchhaltevermögen. Schenken Sie sich selbst etwas Schönes, über das Sie sich wirklich freuen. Wahrscheinlich spüren Sie nach diesen 12 Wochen bereits deutliche Veränderungen. Stehen Sie sicherer und stabiler auf den Beinen? Sind Sie beim Spaziergang schneller unterwegs als vorher? Sind Ihre Schritte raumgreifender, kräftiger und vielleicht sogar selbstbewusster? Meistern Sie die Treppen deutlich problemloser? Sicher sind solche Beobachtungen Ihr schönstes Geschenk.

Finden Sie einen Weg, um auf Dauer aktiv zu bleiben.

Doch Sie sollten auch wissen, dass diese Anpassungen des Körpers genauso schnell, wie Sie sie aufgebaut haben, auch wieder abgebaut werden, wenn Sie in Ihrer Aktivität nachlassen. Deshalb gilt es nun, einen Weg zu finden, der Ihnen hilft, auf Dauer aktiv zu bleiben und weiterzumachen. Gehören Sie zu den Menschen, die diszipliniert genug sind, die Übungen regelmäßig auf Dauer durchzuführen? Helfen Ihnen regelmäßige Verabredungen mit Freunden? Möchten Sie auf Dauer lieber in einer Gruppe gemeinsam mit Gleichgesinnten trainieren?

Gehen Sie auf die Suche nach Ihrem Weg, dabeizubleiben. Erkundigen Sie sich, ob Turn- oder Sportvereine, Krankenkassen oder Fitness-Studios in Ihrer Nähe spezielle Bewegungsangebote zur Aufrechterhaltung von Selbstständigkeit und zur Verhinderung von Stürzen für ältere Menschen machen.

Stabiles Stehen und sicheres Gehen

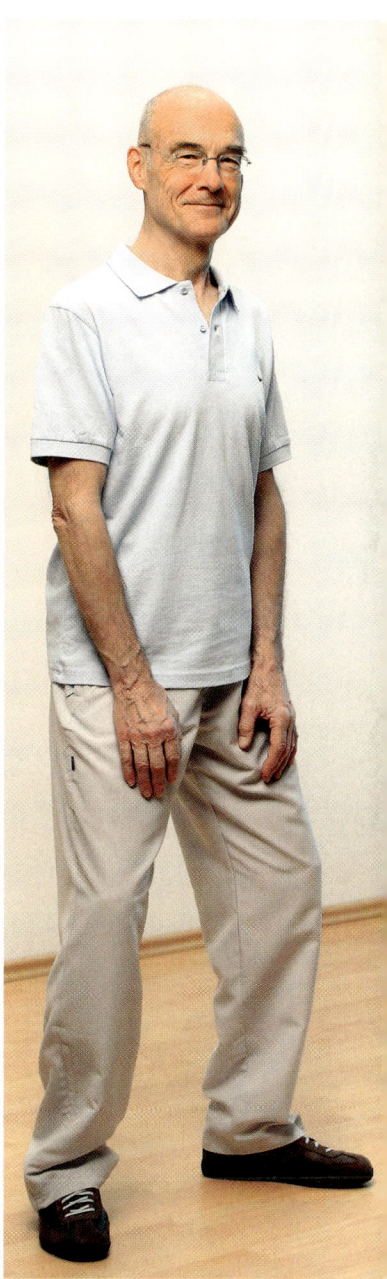

Wer sicher stehen kann, hat ein geringes Risiko zu stürzen. Deshalb ist es wichtig, den stabilen Stand einzuüben und immer wieder auch zu trainieren. Zugegeben, sich breitbeinig hinzustellen, ist zunächst einmal sehr ungewöhnlich und neu. Aber probieren Sie es einfach aus. Mit der Zeit werden Sie sich daran gewöhnen. Wenn Sie im stabilen Stand stehen, verleiht Ihnen das Standfestigkeit und Sie trainieren gleichzeitig die vorderen Oberschenkelmuskeln.

Stabil stehen

Stellen Sie sich breitbeinig hin, die Füße sind etwas weiter als beckenbreit geöffnet. Die Fußspitzen sind ein wenig nach außen gedreht. Gehen Sie nun in die Knie und schieben Sie Ihren Po nach hinten und ein wenig nach unten. Wichtig ist, dass Sie mit den Knien nicht nach vorn gehen, die Knie bleiben fast senkrecht über den Fußgelenken. Den Rücken schön aufrecht und gerade lassen.

Der stabile Stand

Und – wie fühlt sich das an, so zu stehen? Ungewöhnlich? Klar, das ist normal. Kein Mensch verlangt von Ihnen, ab jetzt immer im Alltag und in der Öffentlichkeit auf diese Art und Weise zu stehen. Aber vielleicht gibt es Ihnen ein Gefühl dafür, was Ihren Stand sicher und stabil macht: Möglichst breitbeinig stehen und die Knie etwas beugen.

2 Stehen und Gehen

Übungen zum stabilen Stehen

Ü1

Hinsetzen

Gehen Sie – wie oben beschrieben – in den stabilen Stand. Nun den Po noch weiter nach hinten und dann nach unten schieben, so als wollten Sie sich setzen und wieder hochkommen. Achten Sie darauf, dass Sie höchstens so tief nach unten gehen, dass zwischen dem Ober- und dem Unterschenkel ein 90-Grad-Winkel entsteht. Nicht tiefer gehen, sonst schaden Sie Ihren Kniegelenken. Außerdem ist es wichtig, dass Sie Ihre Knie nicht nach vorn schieben, die Knie dürfen nicht über die Fußspitzen hinausragen. Zweimal 10 Wiederholungen.

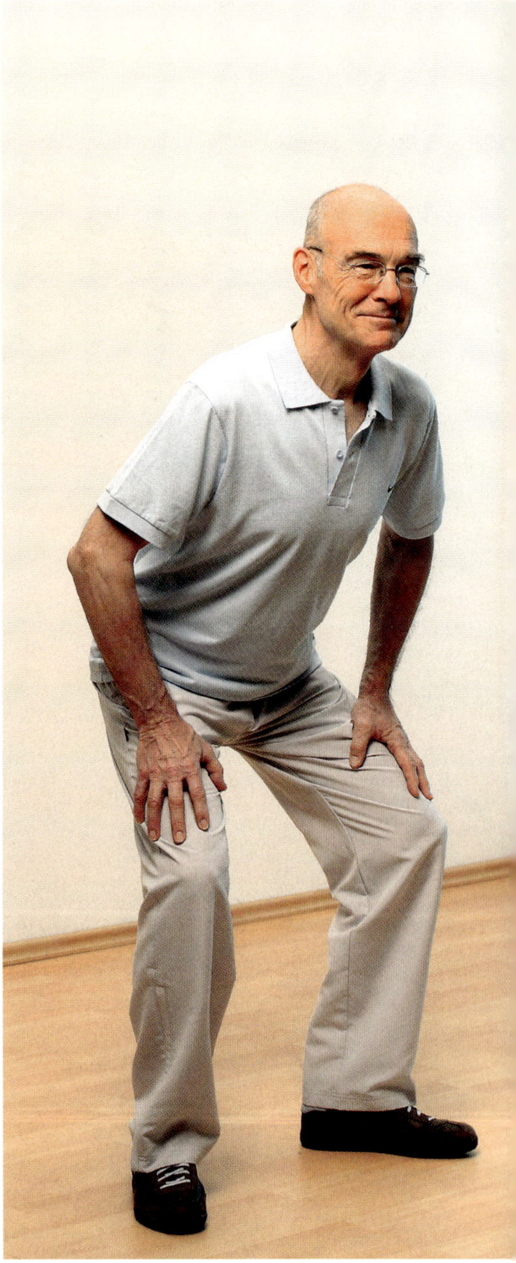

▶ Den Po nach hinten und unten senken und wieder hochkommen.

Stabiles Stehen und sicheres Gehen

Ü2

Gewicht verlagern

Gehen Sie in den stabilen Stand und verlagern Sie Ihr Gewicht auf die rechte Seite, indem Sie das rechte Knie etwas deutlicher beugen. Dann zurück in die Mitte gehen und das Gewicht nach links verlagern. Immer im Wechsel. Zehnmal rechts, zehnmal links.

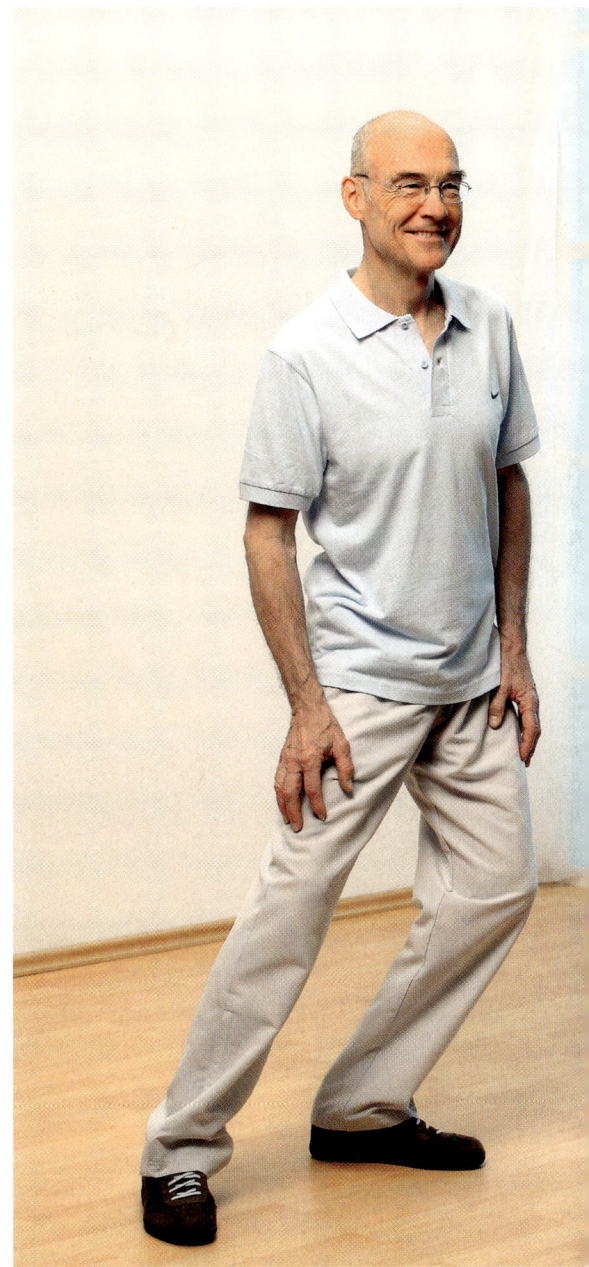

▶ Im stabilen Stand das Gewicht verlagern.

2 Ihr Trainingsplan

Ü3

Fußspitzen und Fersen heben

Gehen Sie in den stabilen Stand und heben Sie nun Ihre rechte Fußspitze – und setzen Sie sie wieder ab. Dann die linke Fußspitze – und wieder absetzen. Nun die rechte Ferse – wieder absetzen und die linke Ferse, absetzen. Alles zehnmal wiederholen. Dann zehnmal hintereinander beide Fersen gleichzeitig so hoch wie möglich vom Boden anheben und auf die Zehenspitzen nach oben drücken. Langsam wieder absenken.

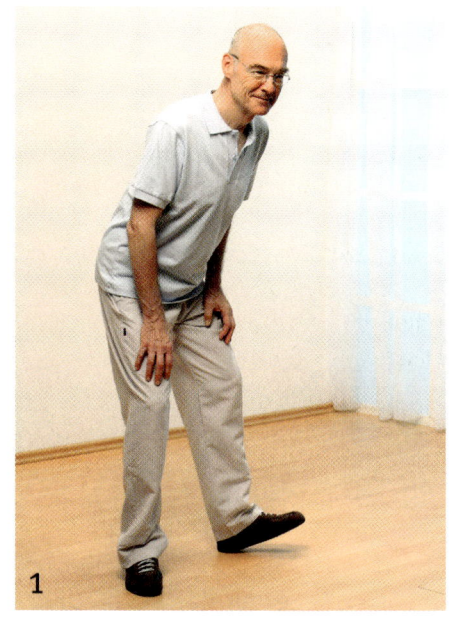

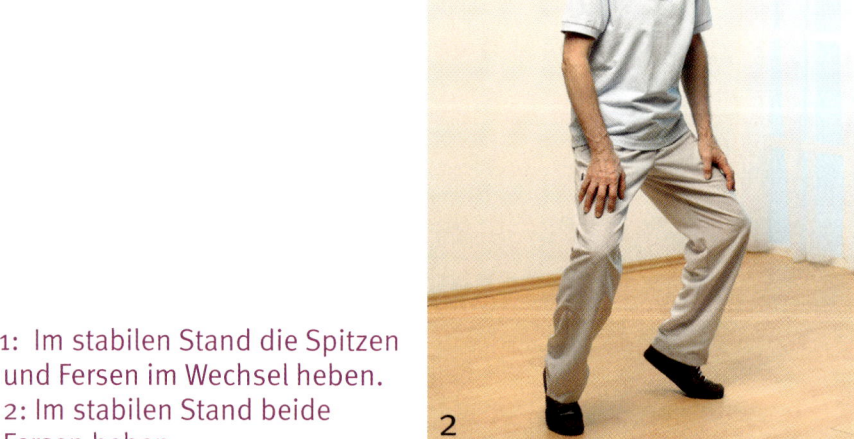

▶ 1: Im stabilen Stand die Spitzen und Fersen im Wechsel heben.
2: Im stabilen Stand beide Fersen heben.

Stabiles Stehen und sicheres Gehen

Ü4

Hinsetzen und Arme heben

Gehen Sie in den stabilen Stand und schieben Sie Ihren Po nach hinten und unten – wie beim „Hinsetzen" beschrieben. Nun gleichzeitig beide Arme nach oben über den Kopf anheben. Dann die Beine strecken und gleichzeitig die Arme senken. 10 Wiederholungen.

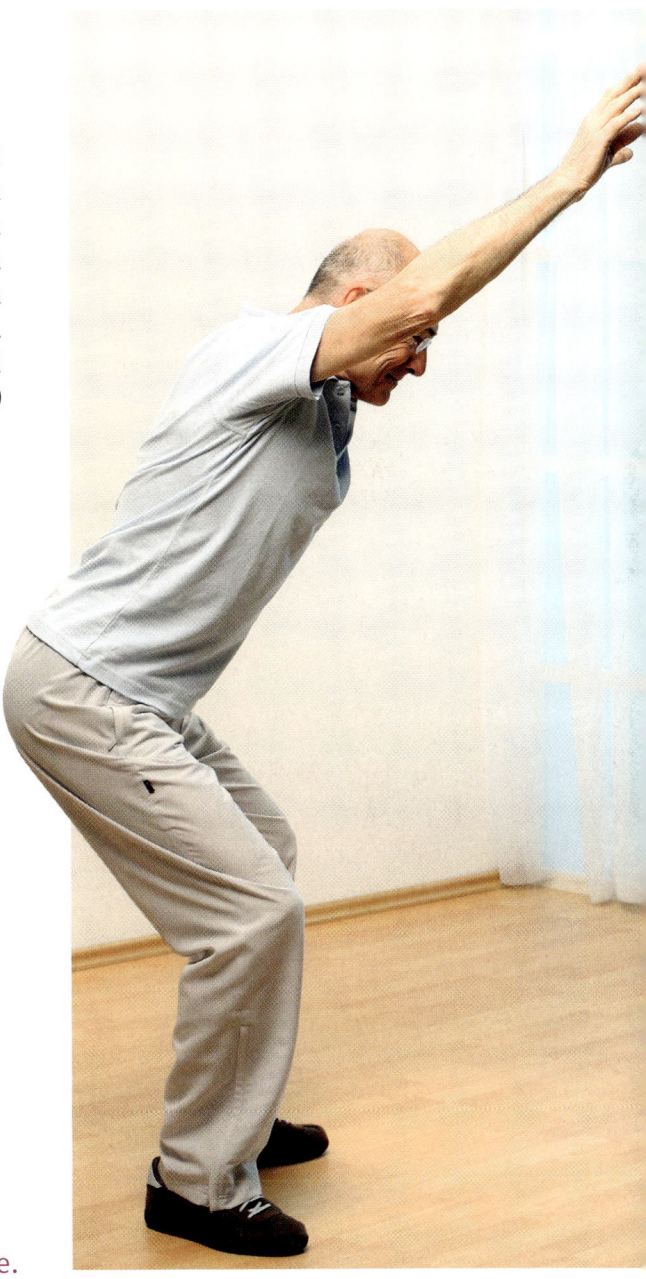

▶ Po senken – Arme und Wirbelsäule bilden eine Linie.

2 Ihr Trainingsplan

SICHERES STEHEN & GEHEN

Ü 5

V-Schritt

Nun in der Fortbewegung, Sie machen ein V: Sie stehen mit geschlossenen Füßen. Jetzt setzen Sie den rechten Fuß weit vorne und rechts außen auf, dabei bleibt das Knie gebeugt. Dann den linken Fuß weit vorne und links außen aufsetzen, Knie gebeugt lassen. Dann beide Füße wieder in die Ausgangsposition eng zurückbewegen, erst den rechten und dann den linken. Den V-Schritt insgesamt zehnmal üben. Und? Klappt das? Wenn möglich, versuchen Sie es danach außerdem zuerst mit links: nach links außen vorn aufsetzen, dann das Gleiche mit dem rechten Fuß. Dann links zum Ausgangsplatz zurücksetzen, dann rechts. V-Schritt zehnmal mit links.

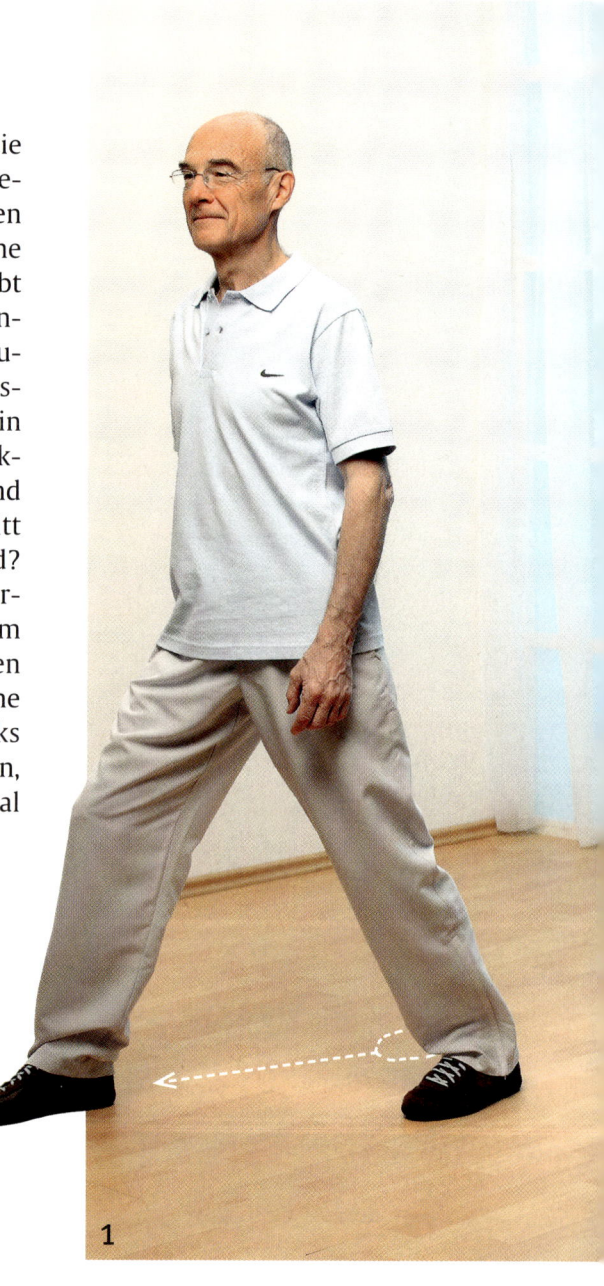

▶ 1: Setzen Sie den rechten Fuß nach rechts außen.
2: Der linke Fuß geht nach links außen.
3: Den rechten Fuß zurücksetzen.
4: Und links zurück.

Stabiles Stehen und sicheres Gehen

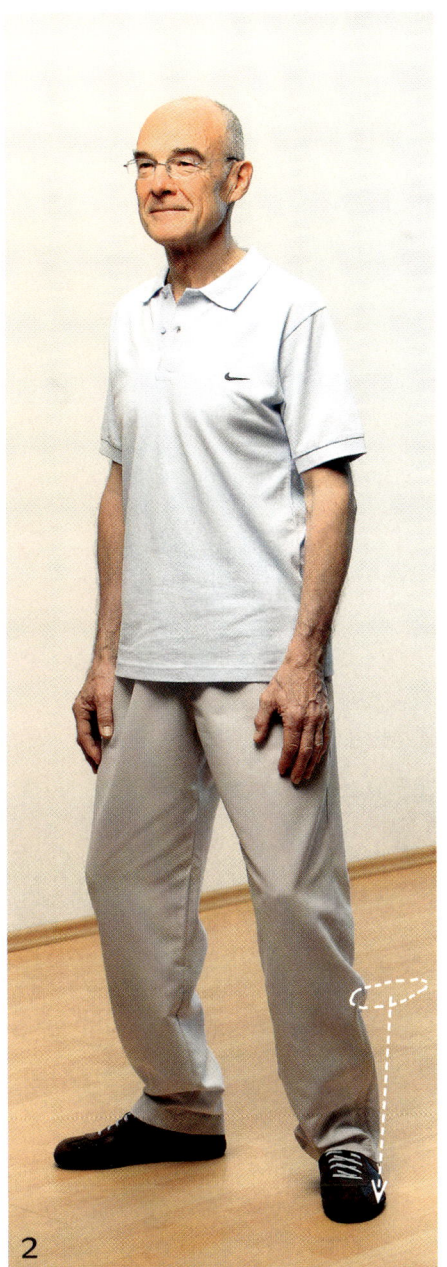

2

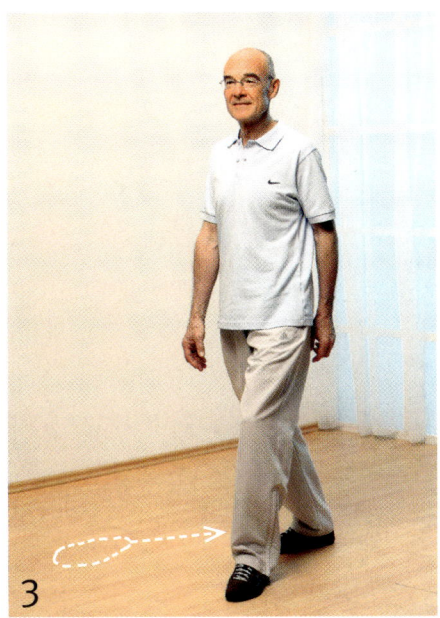

3

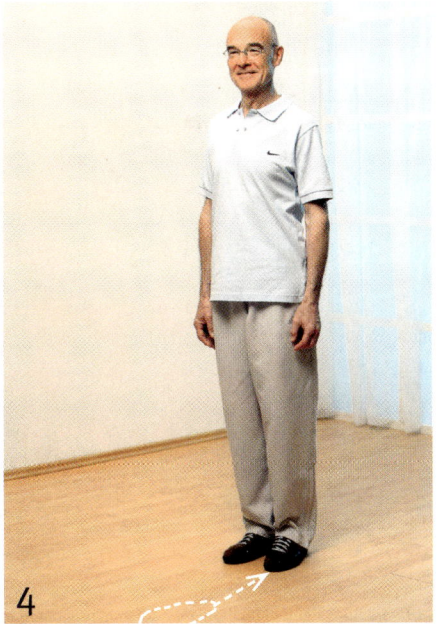

4

2 Ihr Trainingsplan

Sicher gehen

Mit den folgenden Übungen können Sie das sichere Gehen üben. Die Übungen helfen Ihnen dabei, mobil, gehfähig und bewegungssicher zu bleiben. Auf Dauer werden Ihre Gehbewegungen fließender und harmonischer. Wenn Sie sich allerdings bereits unsicher fühlen, sollten Sie diese Übungen nur machen, wenn jemand bei Ihnen ist, bei dem Sie sich sofort abstützen können, falls Sie ins Straucheln geraten.

Suchen Sie sich einen Ort, an dem Sie etwa 10 Meter Platz haben. Dort sollten keine Bodenunebenheiten und keine Hindernisse sein, über die Sie stolpern könnten oder an denen Sie sich verletzen könnten. Vielleicht haben Sie ja sogar draußen die Möglichkeit, die Übungen zu machen.

INFO

Sie gehen sicher, wenn Sie

- große, raumgreifende Schritte machen können,
- Ihr Körper beim Gehen nicht hin- und herschwankt,
- während des Gehens Ihre Füße ausreichend vom Boden hochheben können und nicht schlurfen,
- Sie problemlos während des Gehens reden können,
- geradeaus gehen können, ohne von der gewünschten Gehlinie abweichen zu müssen,

sich mit regelmäßigen Schritten fortbewegen können.

Stabiles Stehen und sicheres Gehen

Übungen zum sicheren Gehen

Ü6

Knie heben

Gehen Sie in ganz kurzen Schritten und heben Sie bei jedem Schritt Ihr Knie ganz hoch – wenn möglich sogar bis zum Bauchnabel. Wenn das Knie oben ist, eine Sekunde lang dort verharren und dann den Fuß wieder absetzen. Das andere Knie hochziehen. Dabei jeweils diagonal die Arme locker mitführen, das heißt wenn das rechte Knie oben ist, den linken Arm locker mit nach vorn führen und umgekehrt. Zwanzigmal, dazwischen jeweils eine kurze Pause machen.

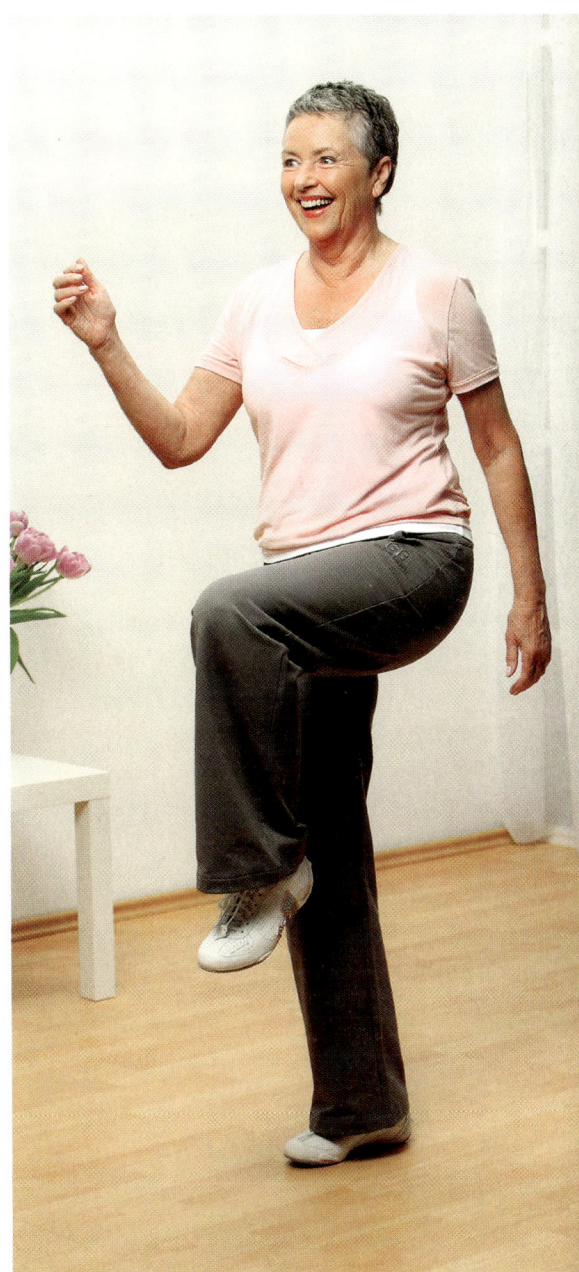

▶ Die Knie hoch anheben.

2 Ihr Trainingsplan

SICHERES STEHEN & GEHEN

Ü7

Fersen zum Po

Beim Gehen die Fersen jeweils so hoch nach hinten anheben, dass Sie damit fast den Po berühren. Zwanzigmal, dazwischen jeweils eine kurze Lockerungspause machen.

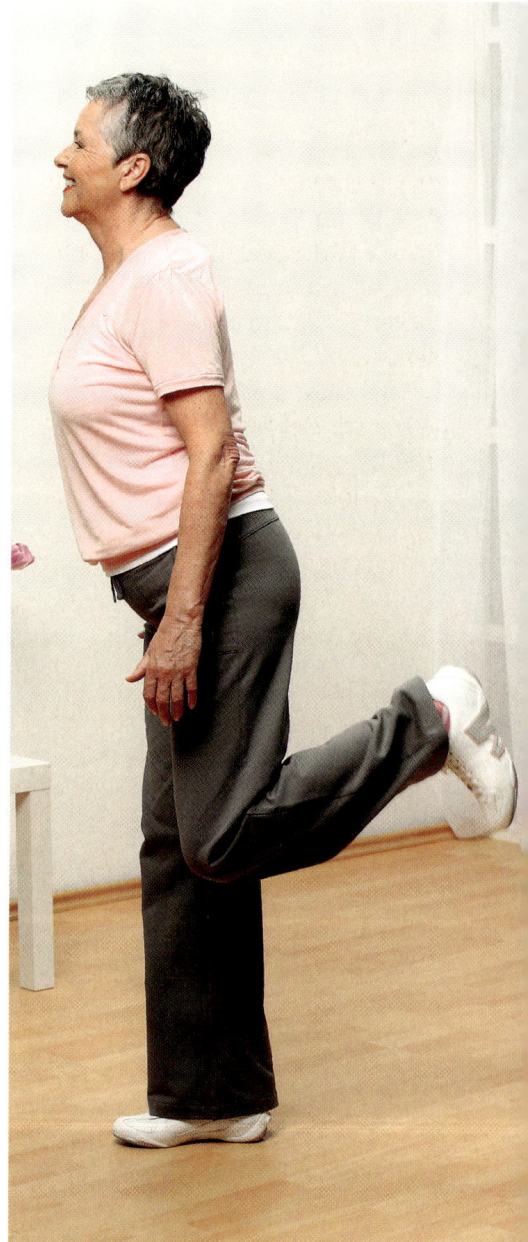

▶ Die Fersen an den Po führen.

Ü8

Überkreuzgang

Während des Vorwärtsgehens den rechten Fuß über Kreuz vor den linken Fuß setzen. Dann den linken Fuß vor dem rechten aufsetzen. Zehnmal. Dabei die Arme locker pendeln lassen: Wenn der rechte Fuß nach links kreuzt, pendeln die Arme nach rechts. Wenn der linke Fuß nach rechts kreuzt, pendeln die Arme nach links. Zwanzigmal, dazwischen jeweils eine kurze Lockerungspause.

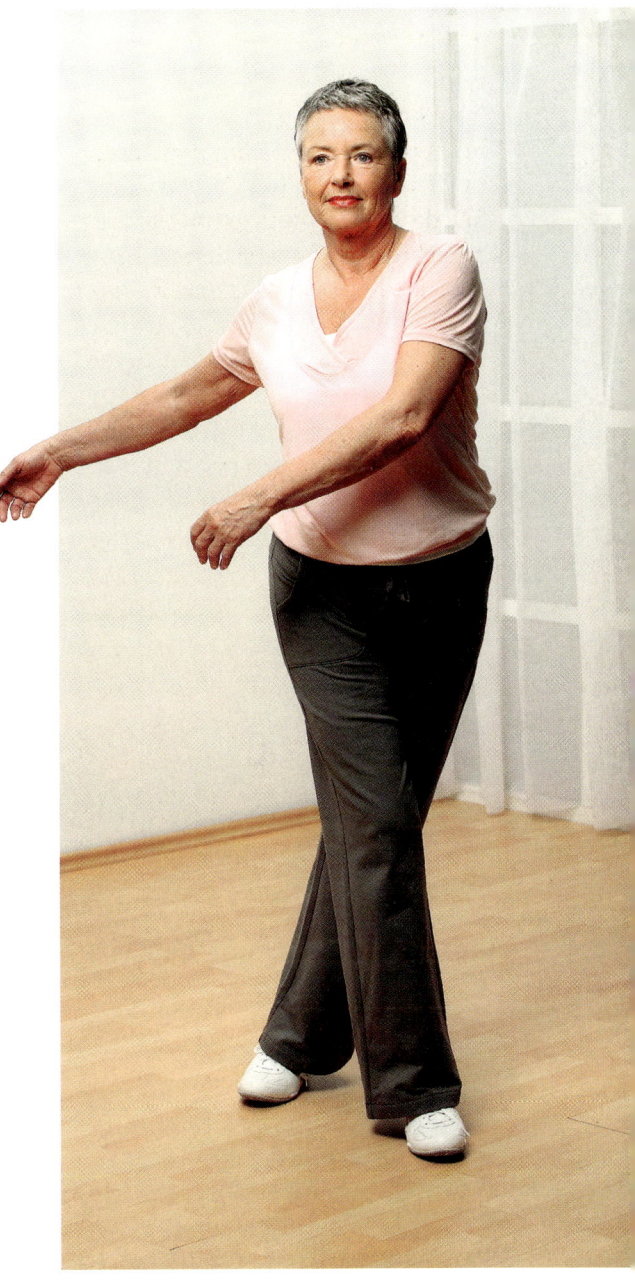

▶ Über Kreuz gehen mit Armpendeln wechselseitig.

2 Ihr Trainingsplan

Ü9

Seitwärtskreuzen

In der Seitwärtsbewegung: Den rechten Fuß zur Seite setzen, den linken Fuß hinter dem rechten kreuzen, den rechten noch einmal zur Seite setzen, den linken Fuß heranführen. Dann seitlich zurück: Den linken Fuß zur Seite setzen, den rechten hinter dem linken Fuß kreuzen, den linken zur Seite setzen, den rechten Fuß heranführen. Insgesamt zehnmal nach rechts und zehnmal nach links.

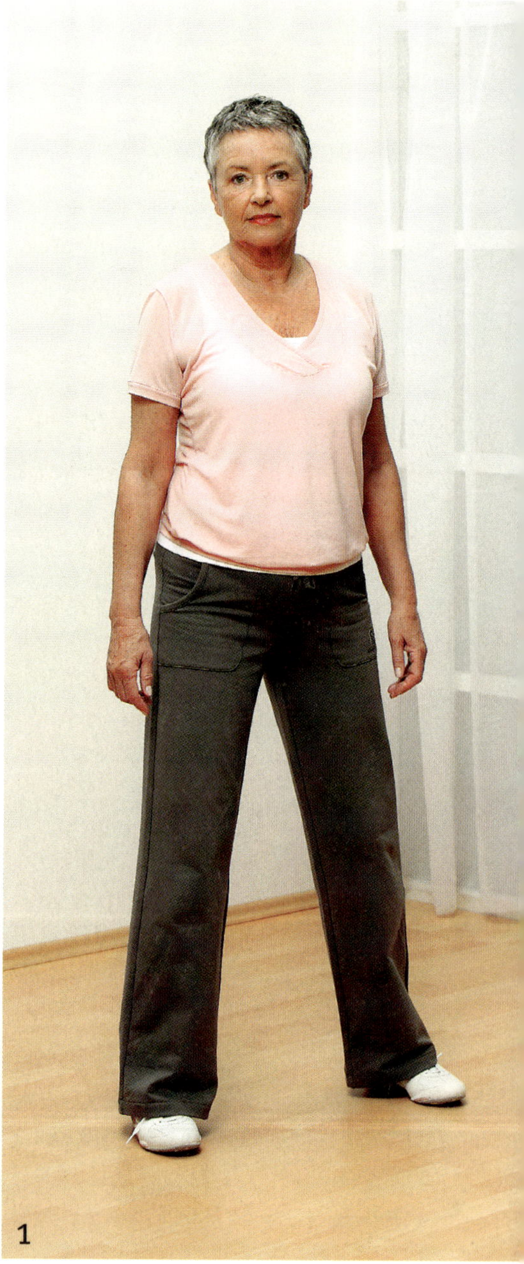

▶ 1: Den rechten Fuß zur Seite setzen.
2: Der linke Fuß kreuzt hinten.
3: Den rechten Fuß wieder zur Seite setzen.
4: Jetzt den linken Fuß heranführen, Füße geschlossen.

Stabiles Stehen und sicheres Gehen

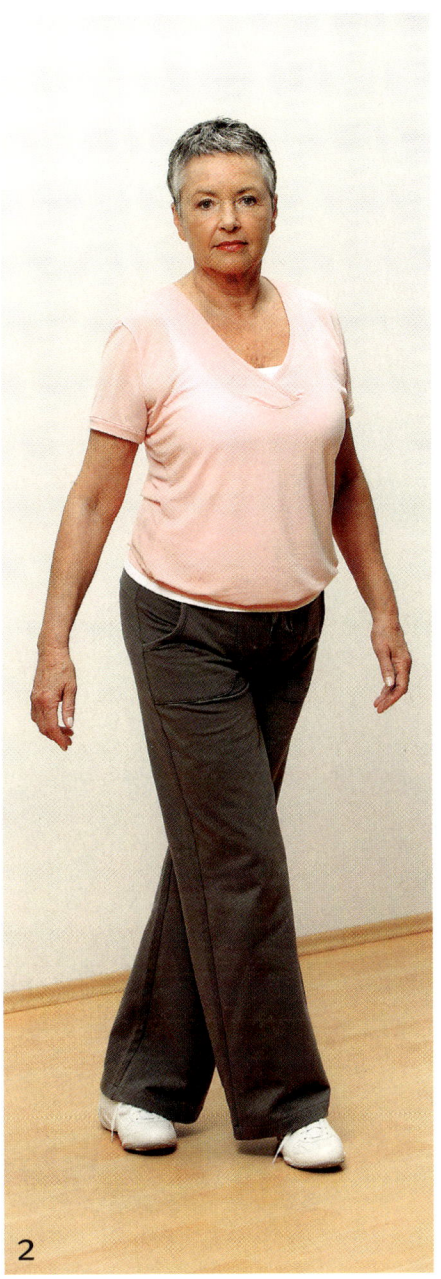

2

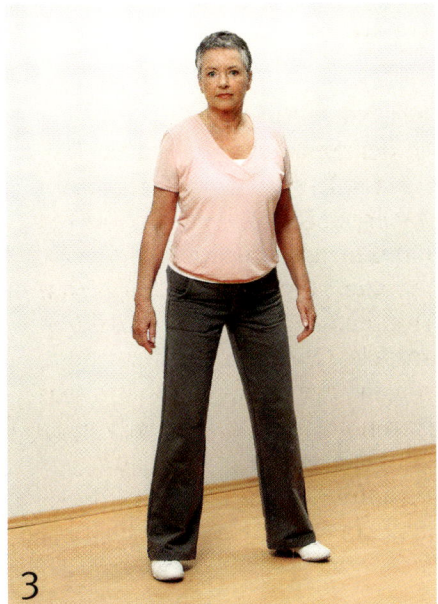

3

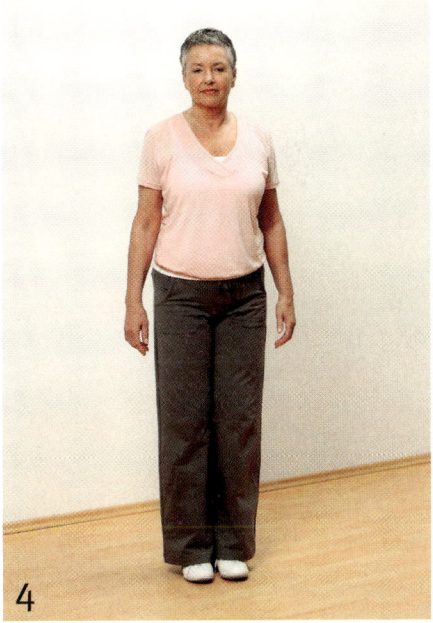

4

2 Ihr Trainingsplan

Ü10

Ferse abrollen

Gehen und dabei ganz bewusst die Ferse abrollen. Dabei werden die Füße auf der Ferse aufgesetzt, über den Mittelfuß gerollt bis nach vorn auf den Fußballen. Vorn dort deutlich nach oben abdrücken. Dann direkt den anderen Fuß entsprechend abrollen. Zwanzigmal, dazwischen jeweils die Beine gut auslockern.

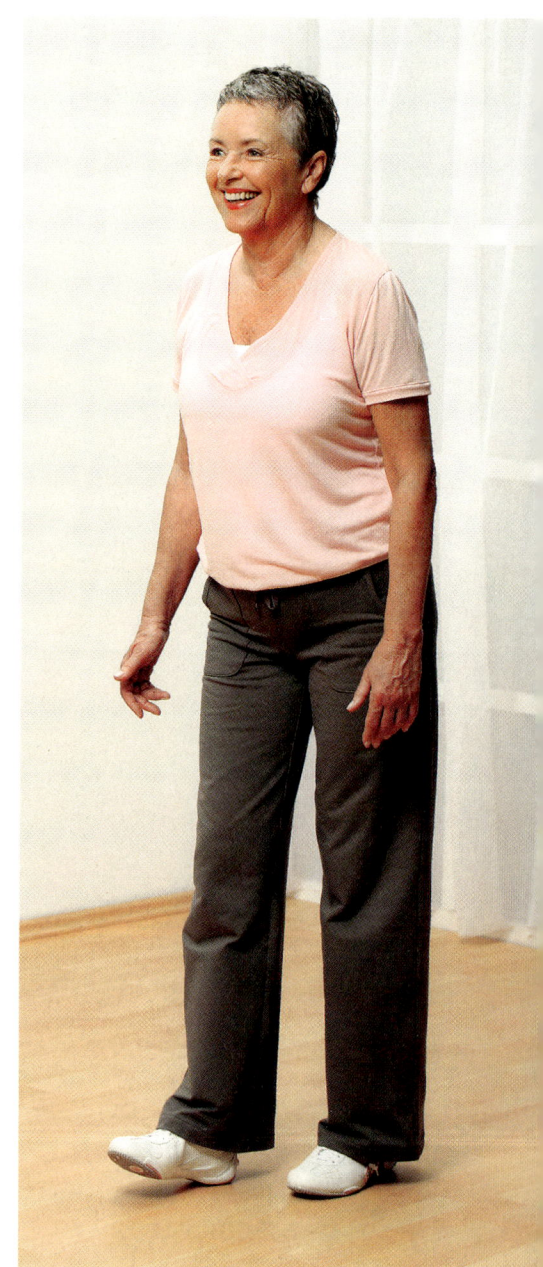

▶ Die Füße bewusst abrollen.

Stabiles Stehen und sicheres Gehen

Täglich ein Spaziergang

Wer stabil stehen und sicher gehen kann, der sollte diese Fähigkeiten immer wieder trainieren, um sie nicht zu verlieren. Deshalb ist es sinnvoll, wenn Sie regelmäßig, am besten täglich einen Spaziergang machen. 20 Minuten oder eine halbe Stunde reichen aus. Aber selbst, wenn Sie nur fünf oder zehn Minuten spazieren gehen, ist das besser, als zu Hause im Sessel zu sitzen. Dabei werden Sie spüren, wie gut Ihnen die Bewegung an der frischen Luft tut. Selbst, wenn es Ihnen anfangs noch schwer fällt, mit der Zeit wird es immer besser. Sie können besser durchatmen, kommen nicht mehr so schnell aus der Puste, Herz und Kreislauf kommen in Schwung und gleichzeitig werden die Muskeln gekräftigt. Wer es schafft, längere Zeit ohne Probleme zu gehen, fühlt sich auch insgesamt sicherer auf den Beinen. Dann wird es Zeit, Ihr Pensum zu steigern. Optimal ist es, wenn Sie es schaffen, 45 bis 60 Minuten lang zu gehen.

Machen Sie regelmäßig einen Spaziergang – am besten täglich!

Über Stock und Stein – Herausforderungen müssen sein!

Sie sollten sich fordern, ohne sich zu überfordern. Auch während eines Spaziergangs können Sie sich zusätzlichen Herausforderungen stellen. Gehen Sie nicht immer nur die gleiche Strecke. Probieren Sie unterschiedliche Wege aus. Variationen machen den täglichen Spaziergang interessanter. Vielleicht gibt es in Ihrer Nähe verschiedene Bodenbeschaffenheiten. Marschieren Sie über Asphalt, über Waldboden, über Feldwege, über Schotter und sogar über Wiesen. Falls es Ihnen möglich ist und Ihre Gesundheit und Fitness das zulassen, klettern Sie über Stock und Stein, gehen Sie bergauf und bergab. Jede Bodenunebenheit, die Sie bewältigen, und jeder Ast, über den Sie steigen, trainiert den Gleichgewichtssinn und damit Ihre Gehsicherheit. Gehen Sie am besten zu zweit, damit Sie sich helfen können.

Probieren Sie unterschiedliche Wege aus!

2 Ihr Trainingsplan

Variieren Sie auch Ihre Gehgeschwindigkeit!

Eine zusätzliche Herausforderung liegt auch in der Variation der Gehgeschwindigkeit. Je nachdem, wie fit Sie sich fühlen, können Sie mit langsamen oder auch mit schnellen Schritten marschieren. Vielleicht probieren Sie ein Intervall-Training aus. Das ist gar nicht so kompliziert, wie es klingt. Gehen Sie in Ihrem Grundtempo und bauen Sie zwischendurch immer wieder einmal kurze Phasen ein, in denen Sie Ihr Tempo etwas anziehen, also schneller gehen. Ein bis zwei Minuten reichen schon aus. Danach in Ihrem Grundtempo normal weitergehen. Wenn Sie sich erholt haben, folgt das nächste Intervall. Also wieder ein bis zwei Minuten etwas schneller gehen. Und so weiter.

Überfordern Sie sich nicht!

Achten Sie auf Ihren Körper – er zeigt Ihnen genau, wo Ihre Grenzen liegen.

Doch manchmal ist es gar nicht so einfach, das richtige Pensum zu finden und sich nicht zu überfordern. Versuchen Sie bei allem, was Sie tun, gut auf Ihren Körper zu achten. Er zeigt Ihnen sehr genau, wie viel Bewegung gut für Sie ist und wo Ihre Grenze liegt. Sie fordern sich

INFO

Vom Spaziergang zum Walking

Wer ohne große Anstrengung 45 bis 60 Minuten lang spazieren gehen kann, für den bietet diese körperliche Aktivität vielleicht nicht mehr genug Anregung und körperlichen Reiz. Dann probieren Sie es mit Walking.

Walking ist ein sanfter, gelenkschonender Ausdauersport, der leicht zu erlernen ist. Die richtige Technik: Gehen Sie etwas schneller und raumgreifender als sonst. Winkeln Sie Ihre Arme im Ellbogen an und lassen Sie sie diagonal aktiv mitschwingen. Wichtig: Setzen Sie Ihre Ferse flächig und nicht zu steil auf und rollen Sie über die ganze Fußsohle ab. Dabei bleiben die Knie immer leicht gebeugt. Schauen Sie geradeaus und achten Sie darauf, dass Ihre Schultern locker bleiben. Ziehen Sie Ihre Schultern nicht angespannt nach oben zu den Ohren, sondern lassen Sie sie entspannt nach unten gleiten.

optimal, wenn Sie sich während der Bewegung noch gut unterhalten und dabei gleichmäßig atmen können. Wenn Sie sich sicher fühlen und die Bewegungen exakt und präzise sind, ist das ein Zeichen dafür, dass Ihre Belastung gut dosiert ist. Wenn man sich zu viel zumutet und sich überfordert, wird man rasch unkonzentriert und unsicher oder kann nur noch durch den Mund atmen. Nach der Bewegung fühlt man sich müde und sehr erschöpft, hat eine hochrote oder eine sehr blasse Gesichtsfarbe. Oft tun dann zusätzlich Muskeln oder Gelenke weh.

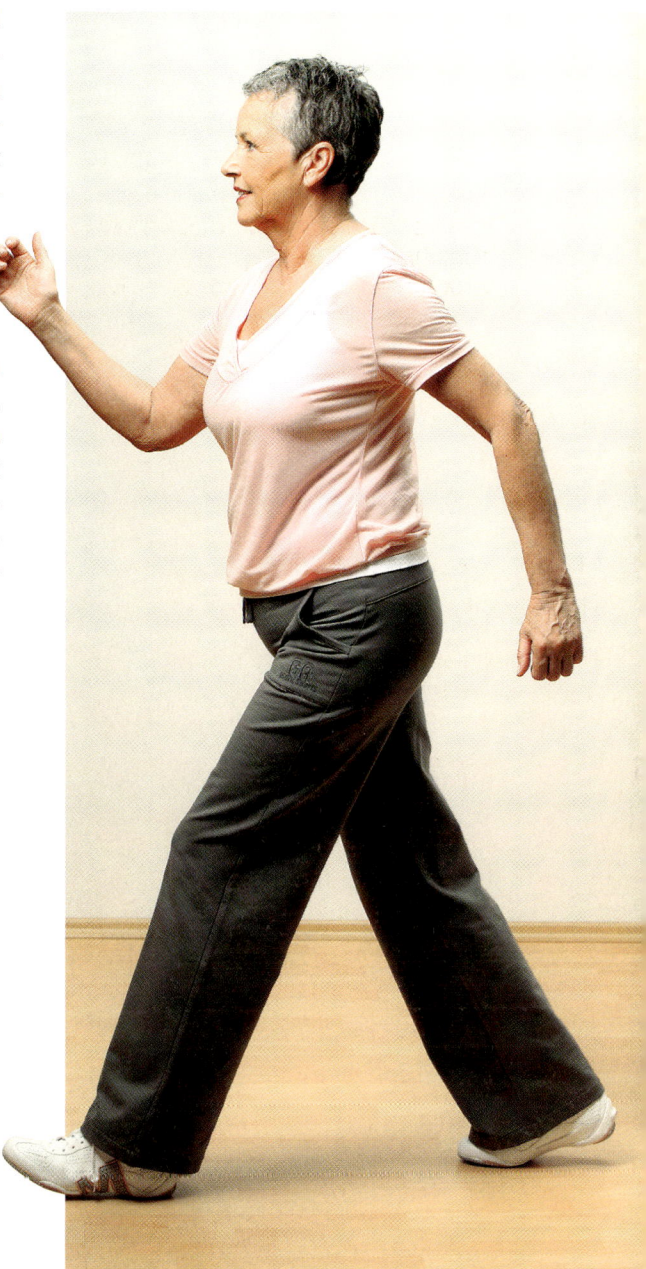

▶ Die richtige Walking-Technik.

2 Ihr Trainingsplan

Das Programm für mehr Muskelkraft

Mit den beiden Trainingsprogrammen für mehr Muskelkraft trainieren Sie die Muskeln des Körpers, die die größte Bedeutung bei der Aufrechterhaltung der Selbstständigkeit im Alltag haben. Es gibt ein Programm für Anfänger, eins für Fortgeschrittene. Wenn Sie regelmäßig üben (siehe Trainingsplan), werden Sie schon nach wenigen Wochen erste Fortschritte spüren. Sie fühlen sich fit und stark. Die Bewältigung des Alltags mit all seinen Belastungen wird Ihnen leichter fallen. Und vielleicht stellen Sie sogar fest, dass der Kraftzuwachs Ihrer Seele und Ihrem Selbstwertgefühl guttut.

Muskeltraining für Anfänger

Um dieses Anfänger-Programm zu Hause in Ihrer Wohnung durchführen zu können, brauchen Sie nichts weiter als etwas Platz und einen stabilen Stuhl mit Rückenlehne, an dem Sie sich gut festhalten können. Am besten ist es, wenn Ihr Stuhl Armlehnen hat. Diese brauchen Sie für Übung 17.

Alles klar? Dann geht's los!

Ist das Pensum wirklich richtig für mich?

Damit das Training Ihnen auf Dauer etwas bringt, ist es wichtig, dass Sie sich weder unter- noch überfordern. Sie sollten die Übungen als anstrengend empfinden und

Das Programm für mehr Muskelkraft

> **INFO**
>
> ### Wie oft werden die Übungen des Anfänger-Programms durchgeführt?
>
> Wiederholen Sie die Übungen in der Regel zehnmal. Machen Sie danach eine kurze Pause, in der Sie Ihren Körper ein wenig auslockern. Dann kommt ein zweiter Durchgang, noch einmal zehn Wiederholungen.
>
> Achtung: Bei einigen Übungen trainieren Sie nur einseitig mit einem Bein oder einem Arm. Bei diesen Übungen machen Sie natürlich zweimal zehn Wiederholungen auf jeder Seite.

nach der zehnten Wiederholung das Gefühl haben, dass Sie die Pause, die danach erfolgt, auch wirklich brauchen. Wenn Sie ohne Problem und ohne zwischendurch eine Pause machen zu müssen, weiterüben können, reichen die zehn Wiederholungen pro Durchgang für Sie nicht aus. Dann erhöhen Sie die Wiederholungszahl pro Durchgang auf 15 oder vielleicht sogar auf 20 pro Durchgang.

Die Übungen

Anfangs hilft die Stuhllehne

Solange Sie sich unsicher und wackelig fühlen, können Sie die ersten vier Übungen vor der Lehne eines stabilen Stuhls durchführen und mit den Fingerspitzen die Lehne berühren. Wenn Sie mit der Zeit sicherer werden und diese kleine Stabilitätshilfe nicht mehr brauchen, sollten Sie den Stuhl weglassen und die Übungen durchführen, ohne sich festzuhalten.

2 Ihr Trainingsplan

MUSKELKRAFT

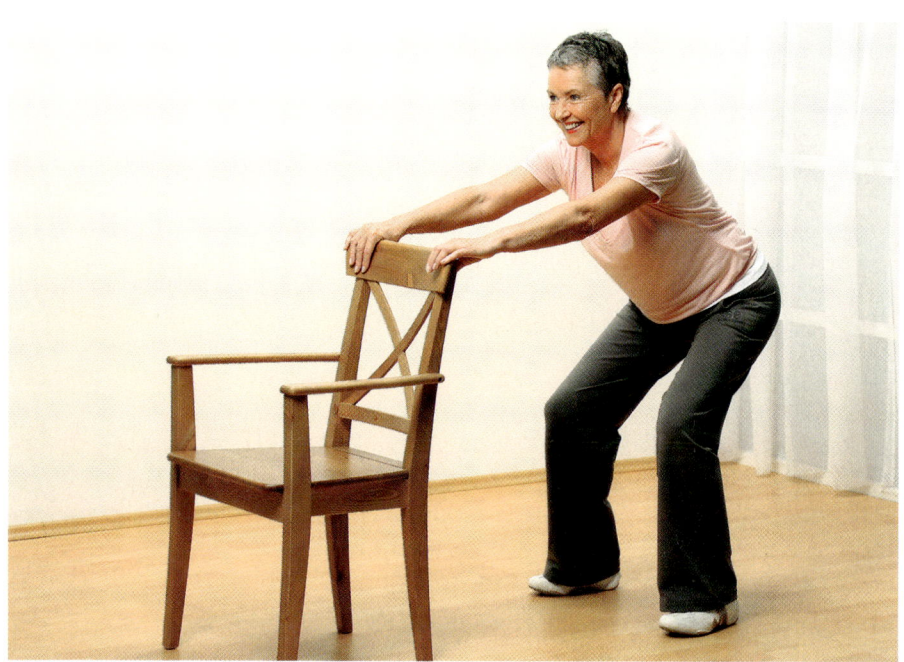

Ü11

Kniebeuge

Stellen Sie sich vor die Lehne eines Stuhls, die Fingerspitzen beider Hände liegen locker auf der Lehne. Ihre Arme sind fast ausgestreckt, die Füße sind weit geöffnet, beide Fußspitzen zeigen etwas nach außen. Schieben Sie nun Ihren Po weit nach hinten und nach unten und gehen Sie gleichzeitig in die Knie – so als wollten Sie sich hinsetzen. Gehen Sie nur so tief nach unten, bis sich Ihr Po immer noch knapp oberhalb der Knie befindet. Achten Sie darauf, dass sich Ihre Kniegelenke nicht vor den Fußspitzen befinden, sondern dahinter, am besten sind die Knie senkrecht über den Fußgelenken. Der Rücken ist ganz gerade, ziehen Sie die Schultern nach unten und machen Sie Ihren Nacken ganz lang. Dann langsam wieder hochkommen. Wiederholen Sie diese Übung zehnmal. Machen Sie danach eine kurze Pause, in der Sie Ihre Beine ein wenig auslockern und wiederholen Sie die Übung noch einmal zehnmal.

▲ Den Po tief nach hinten und unten senken.

Das Programm für mehr Muskelkraft

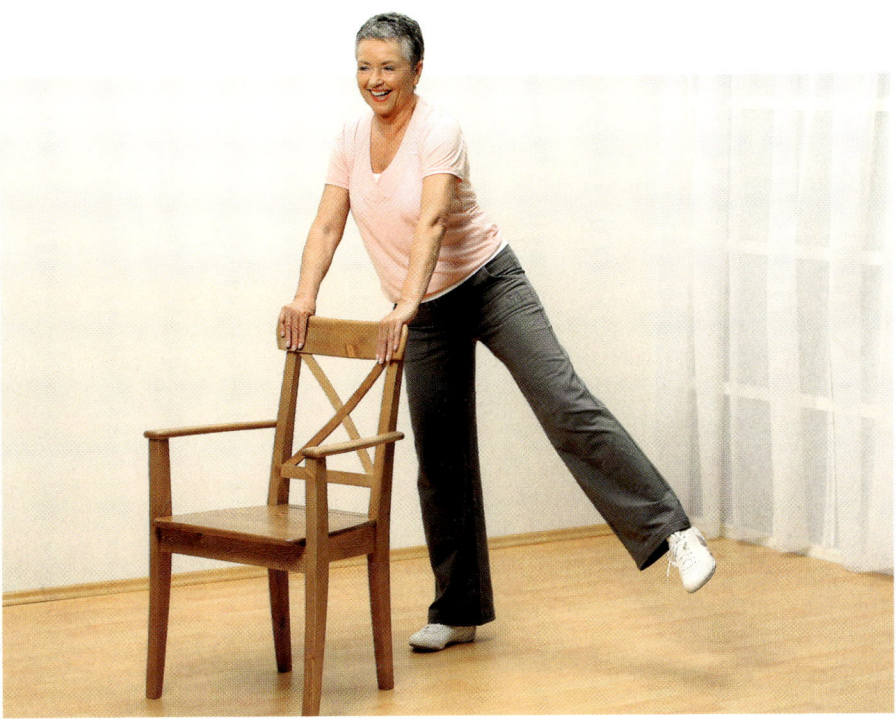

Ü12

Bein seitlich heben
Stellen Sie sich wieder hinter die Stuhllehne und halten Sie sich mit beiden Händen daran fest. Nun stehen Ihre Füße etwa hüftbreit auseinander und die Füße zeigen genau nach vorn. Ziehen Sie Ihre Schultern nach unten, richten Sie Ihren Rücken auf und strecken Sie Ihren Nacken. Beide Knie sind etwas gebeugt. Heben Sie nun langsam und ohne Schwung das rechte Bein seitlich nach außen an und führen Sie es genauso langsam wieder zurück. Am besten Sie zählen dabei: 1, 2, 3 – seitlich anheben, und dann 1, 2, 3 – genauso langsam wieder zurückführen. Die Fußspitze darf beim Anheben nicht nach außen gedreht werden, sie sollte vorne bleiben. Mit jedem Bein zehnmal wiederholen.

▲ Das Bein seitlich anheben.

2 Ihr Trainingsplan

Ü13

Knie hoch – Bein zurück

Gehen Sie in die gleiche Ausgangsposition, wie oben beschrieben. Nun das rechte Knie nach oben in Richtung zur Lehne anheben und danach das Bein langsam nach hinten ausstrecken. Dabei den Bauchnabel ein wenig einziehen, damit Sie nicht so stark ins Hohlkreuz gehen. Das Bein drei Sekunden lang angehoben halten. Zählen Sie wieder: 1, 2, 3. Dann wieder das Knie nach vorn anheben. Mit jedem Bein zehnmal wiederholen.

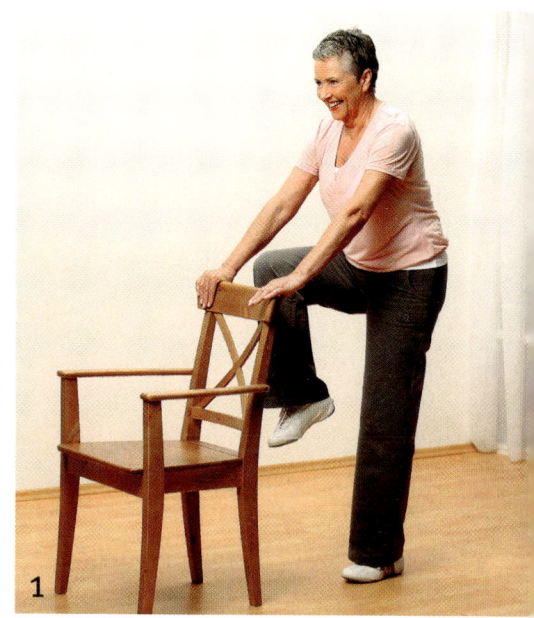

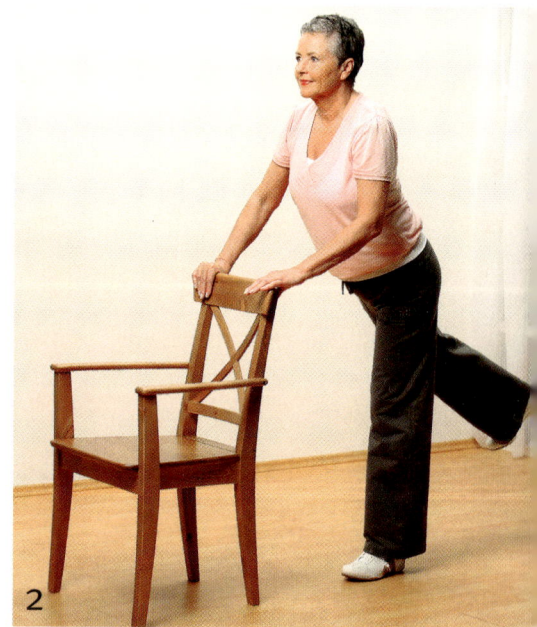

▶ 1: Das Knie nach oben anheben
2: ... und anschließend nach hinten ausstrecken.

Das Programm für mehr Muskelkraft

Ü14

Wadenpumpe
Ausgangsposition wie oben. Gehen Sie auf die Zehenspitzen und drücken Sie sich dabei so hoch wie möglich nach oben. Dann zurück, bis die Füße wieder fest auf dem Boden stehen. Nun die Fußspitzen deutlich nach oben anheben. Immer im Wechsel. Zehnmal.

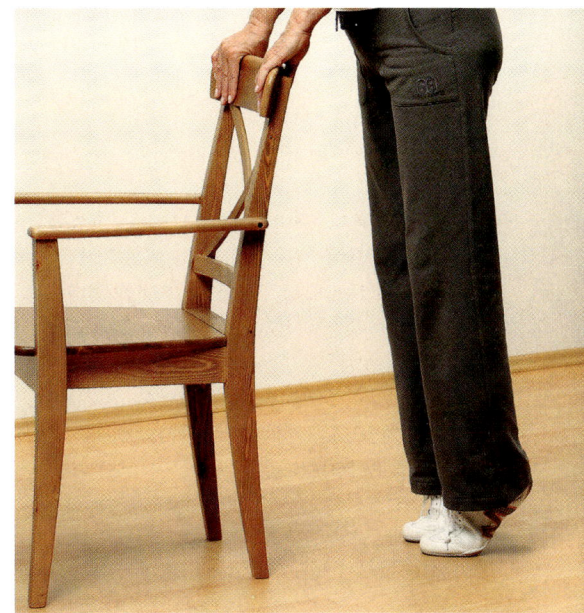

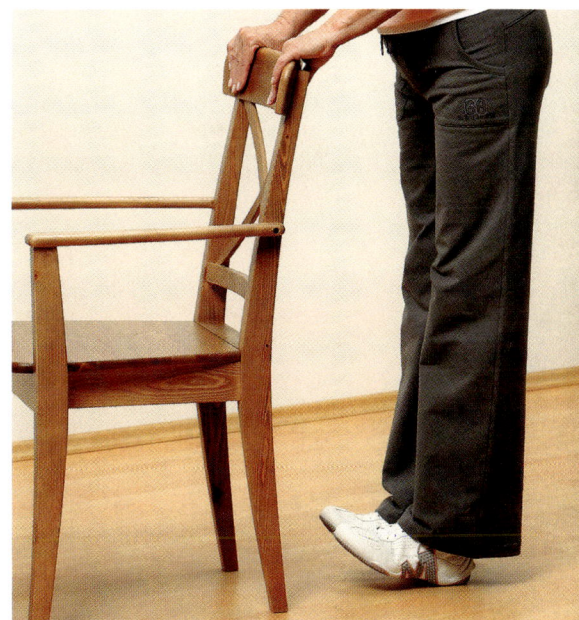

▶ 1: Hoch auf die Zehenspitzen
2: und zurück auf die Fersen.

2 Ihr Trainingsplan

MUSKELKRAFT

Ü15

Aufstehen und Hinsetzen

Setzen Sie sich aufrecht auf Ihren Stuhl, auf den vorderen Teil des Sitzes. Legen Sie beide Hände so übereinander an Ihr Brustbein, dass der kleine Finger der linken Hand und der Daumen der rechten Hand sich am Brustbein treffen. Setzen Sie den linken Fuß mit ganzer Sohle nach vorn, den rechten auf die Fußspitze nach hinten. Versuchen Sie nun – ohne dass die Finger sich übereinander schieben oder voneinander wegbewegen – aufzustehen und sich wieder hinzusetzen. Zehnmal. Dann die Fußstellung wechseln: rechter Fuß ist vorne, linker ist hinten. Wiederholen Sie noch zehnmal. Insgesamt zwei Durchgänge mit jedem Bein.

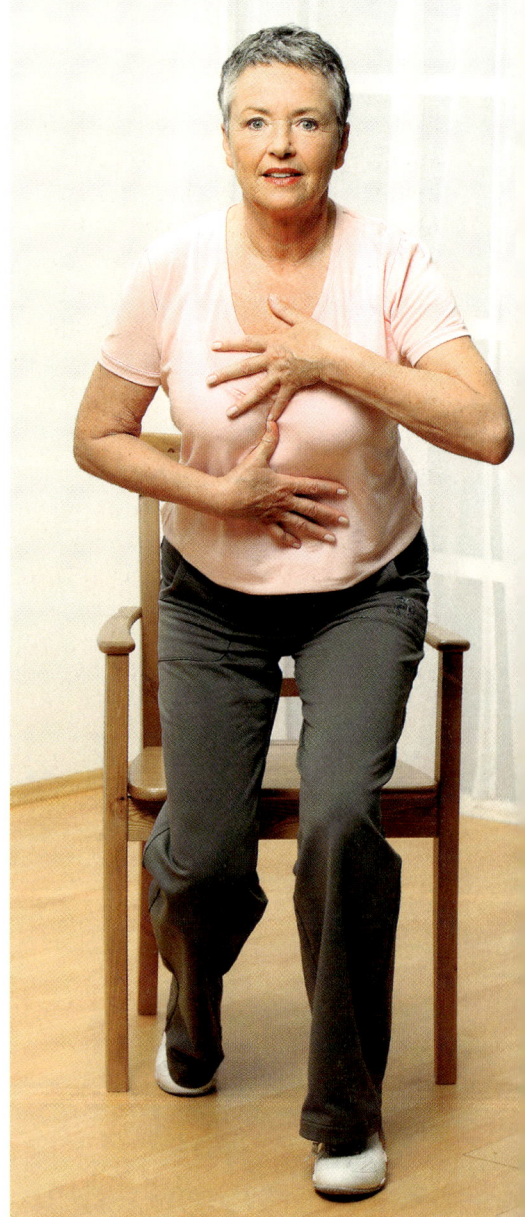

▶ Mit geradem Rücken aufstehen und wieder hinsetzen.

Das Programm für mehr Muskelkraft

Ü16

Oberarmdruck
Sie sitzen mit geradem Rücken auf dem vorderen Teil des Stuhles, beide Füße stehen nebeneinander fest mit der ganzen Sohle auf dem Boden. Stützen Sie sich mit beiden Händen auf die Armlehnen des Stuhls, dabei zeigen die Ellbogen nach hinten. Drücken Sie sich nun mit der Kraft der Arme nach oben, das heißt stemmen Sie mit ganzer Kraft Ihre Hände gegen die Armlehnen, und versuchen Sie dadurch Ihr Gesäß und Ihre Oberschenkel von der Sitzfläche zu lösen. Achten Sie darauf, dass Sie vor allem mit den Armen arbeiten, die Beine helfen beim Hochkommen nicht mit. Die Ellbogen strecken und dann langsam wieder beugen und sich gemütlich hinsetzen.

▶ Die Oberarme drücken mit Kraft nach oben.

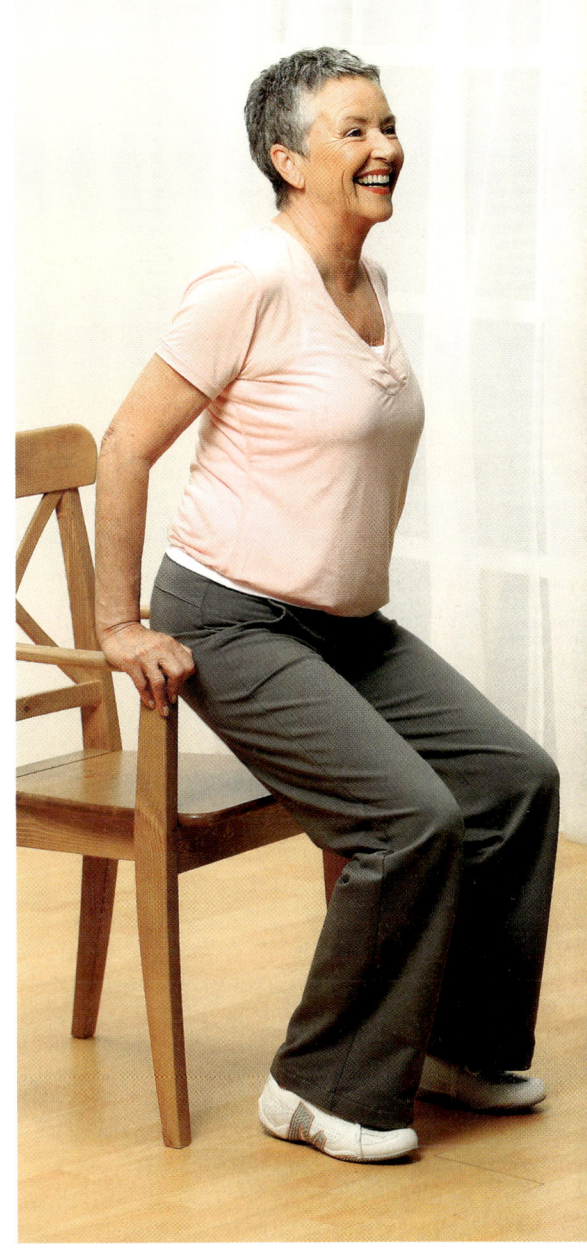

2 Ihr Trainingsplan

MUSKELKRAFT

Ü17

Bauchmuskeln aktiv

Setzen Sie sich auf den vorderen Teil des Stuhles, beide Füße mit der ganzen Sohle nebeneinander aufstellen. Nun den rechten Fuß vom Boden anheben und das rechte Knie nach oben ziehen. Drücken Sie über die Diagonale mit der linken Hand mit Kraft gegen den rechen Oberschenkel. Der Oberschenkel hält dagegen und lässt sich von der Hand nicht wegdrücken. Drücken Sie etwa drei bis fünf Sekunden und atmen Sie dabei unbedingt weiter, nicht die Luft anhalten. Danach den Fuß absetzen. Und anders herum: Linken Fuß vom Boden lösen, linkes Knie nach oben führen und mit der rechten Hand gegen den linken Oberschenkel drücken. Dabei weiteratmen. Diese Übung wird auf jeder Seite lediglich fünfmal wiederholt. Zwei Durchgänge.

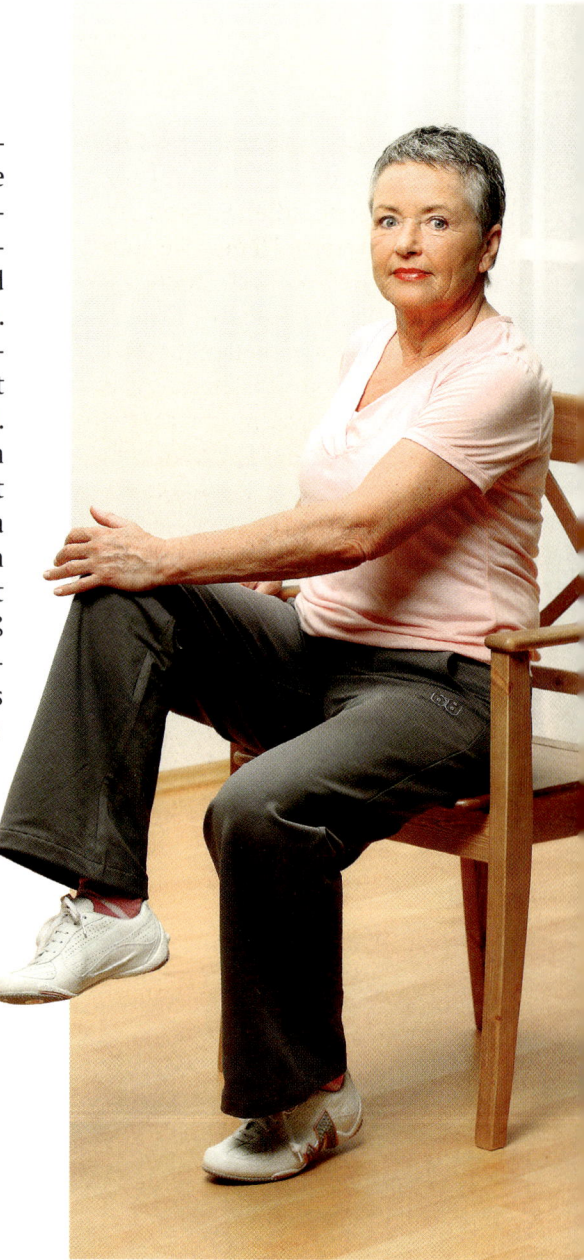

▶ Bauchmuskel-Training.

Ü18

Scheibenwischer

Stellen Sie sich mit geradem Rücken hin, die Knie sind ganz leicht gebeugt, die Fußspitzen zeigen nach vorn. Heben Sie nun den rechten Arm nach oben an, der linke bleibt unten. Beide Ellbogen sind leicht gebeugt. Jetzt den rechten und den linken Arm gleichzeitig langsam nach hinten bewegen. Dabei spannen sich die Rückenmuskeln an. Dann die Arme nach vorn führen und die Seite wechseln: Der linke Arm ist oben und der rechte unten. Wieder langsam und ohne Schwung hinter die Körperachse bewegen – und wieder lösen und die Seiten wechseln. Zehn Wiederholungen. Nach einer Pause noch einmal zehn Wiederholungen.

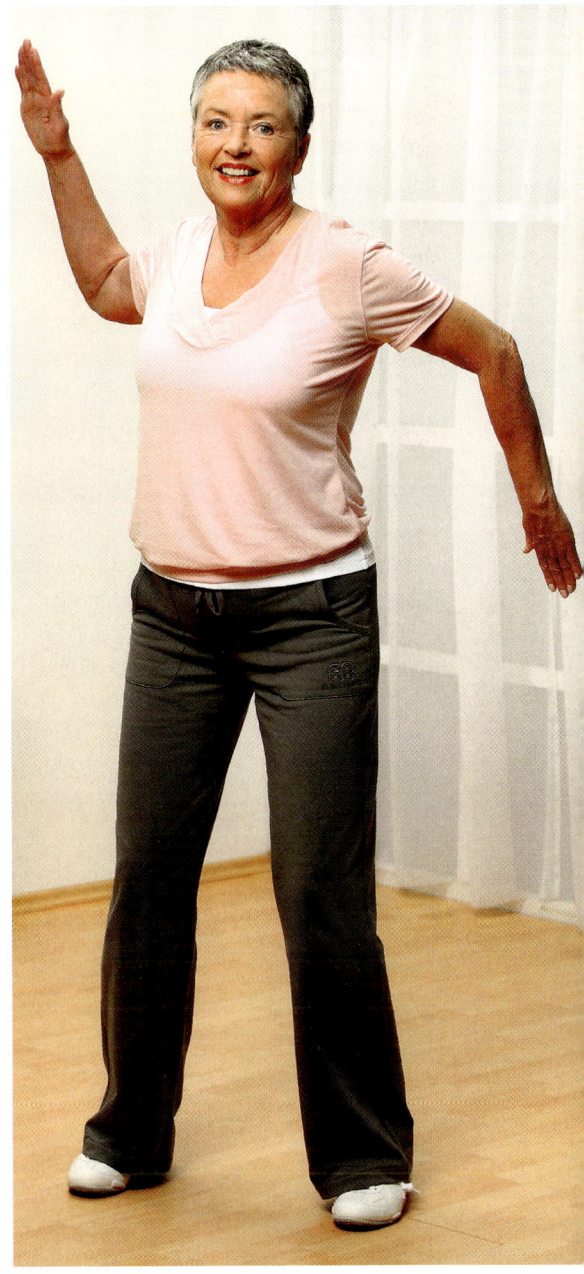

▶ Der Scheibenwischer.

Ihr Trainingsplan

Ü19

Schultermuskeln trainieren

Ausgangsposition wie oben. Legen Sie Ihre Oberarme und Ellbogen seitlich eng an den Körper. Bei dieser Übung bleiben die Ellbogen am Körper und lösen sich nicht von der Köperseite. Die Unterarme zeigen nach vorn, die Daumen nach außen drehen, sodass die Handflächen nach oben zeigen. Nun die Schultern nach unten ziehen, weg von den Ohren und gleichzeitig beide Unterarme weit nach außen bewegen. Achtung, die Ellbogen nicht vom Körper lösen. Gehen Sie langsam wieder zurück in die Ausgangsposition.

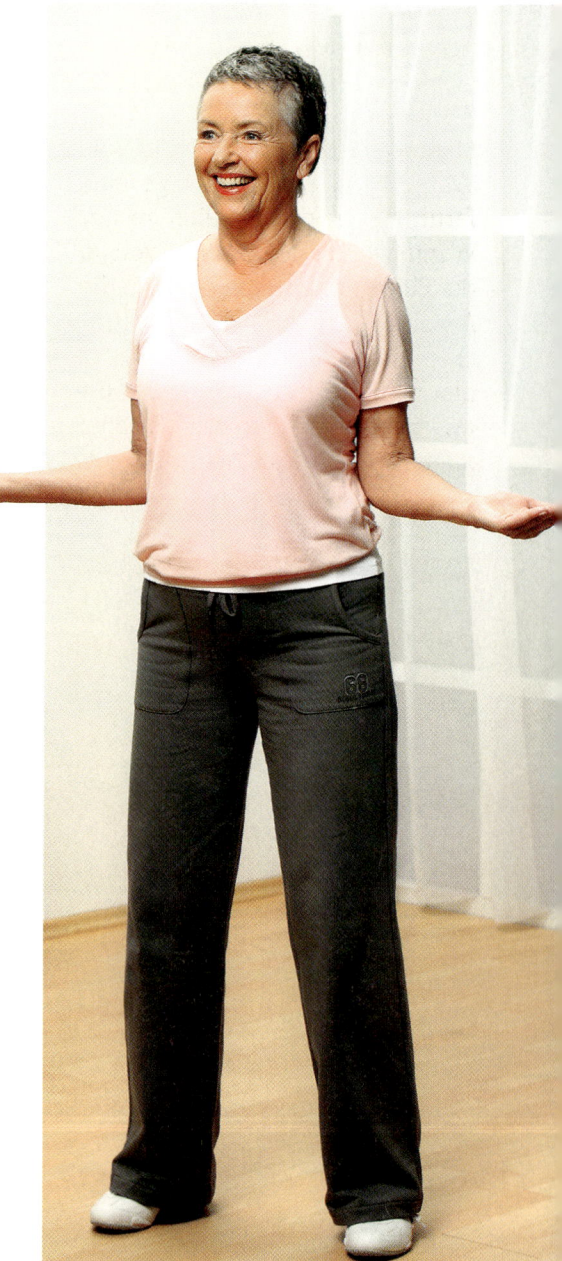

▶ Schulteraußen-Rotation.

Das Programm für mehr Muskelkraft

Ü20

Wandliegestütz
Stellen Sie sich frontal vor eine Wand, etwa eine Armlänge entfernt. Mit beiden Händen an der Wand abstützen, dabei zeigen die Ellbogen nach außen. Nun die Arme beugen und wieder strecken. Ziehen Sie bei dieser Übung den Bauchnabel bewusst nach innen und versuchen Sie im Rücken ganz gerade zu bleiben. Zweimal zehn Wiederholungen.

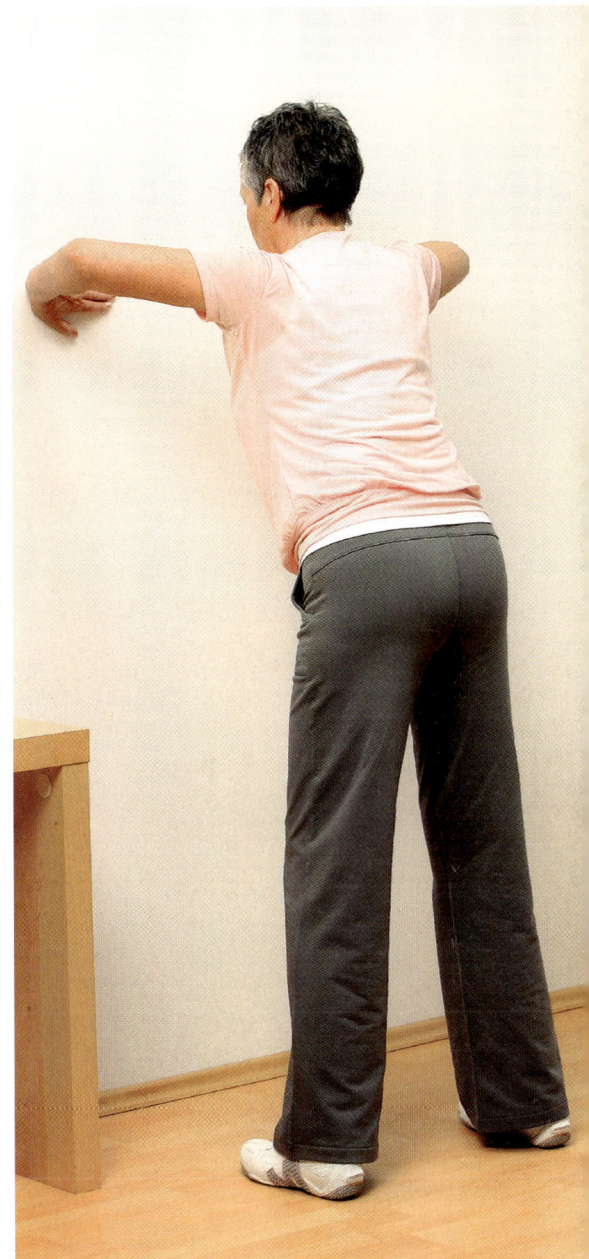

▶ Wandliegestütz kräftigt die Armmuskeln.

2 Ihr Trainingsplan

Muskeltraining für Fortgeschrittene

Für das Fortgeschrittenen-Programm benötigen Sie ein Hilfsgerät, ein elastisches Trainingsband und einen Stuhl. Sie sind nun bereits so fit, dass die Anfängerübungen Sie nicht mehr genügend fordern. Ein solches Fitness-Band zur Kräftigung der Muskeln haben Sie sicherlich schon einmal gesehen. Es ist ein elastisches Band, das man auseinanderziehen kann. Die Muskeln arbeiten gegen den Widerstand des Bandes und werden dadurch wirkungsvoll gestärkt. Diese Fitness-Bänder finden Sie in jedem guten Sportfachgeschäft, aber auch in Sanitätshäusern.

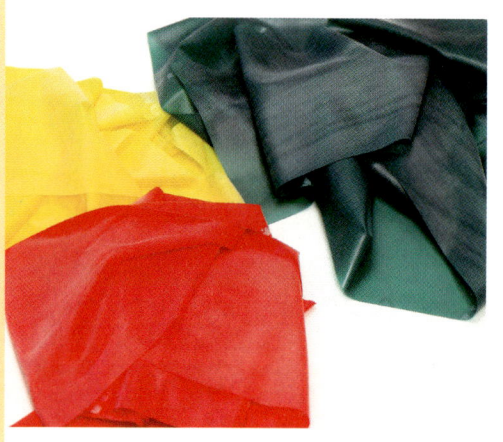

Die Bänder sind in verschiedenen Stärken erhältlich. Jede Farbe kennzeichnet eine Stärke. Von leicht über mittelstark bis superstark. Entscheiden Sie sich anfangs für ein leichtes bis mittelschweres Band. Später, wenn Ihre Muskeln noch einmal kräftiger geworden sind, können Sie auch mit einem schweren Band arbeiten.

◄ Elastische Übungsbänder sind in verschiedenen Stärken erhältlich.

Alle Übungen werden, wie beim Anfänger-Programm auch, in der Regel zehnmal wiederholt. Machen Sie danach eine kurze Pause, in der Sie Beine und Arme auflockern. Danach folgt ein zweiter Durchgang, also noch einmal zehn Wiederholungen. Wenn die Übungen mit einem Arm oder einem Bein durchgeführt werden, sollten Sie darauf achten, dass Sie jeweils auch mit dem anderen Arm oder dem anderen Bein zwei Durchgänge absolvieren.

Das Programm für mehr Muskelkraft

So trainieren Sie mit dem Fitness-Band!

- Beim Greifen des Bandes muss Ihr Handgelenk immer gerade bleiben, es darf nicht unnatürlich abknicken, weder nach vorn, noch nach hinten oder zur Seite. Das ist nicht gut fürs Handgelenk. Sie halten Ihr Handgelenk während des Übens richtig, wenn sich die Hand genau in Verlängerung des Unterarms befindet und sich zwischen Unterarm und Hand kein Knick bildet.
- Das Training mit dem elastischen Band kräftigt die Muskeln, während Sie das Band auseinanderziehen und während Sie das Band wieder lösen, beides gleichermaßen. Deshalb ist es wichtig, dass Sie beide Phasen langsam ausführen und das Band nach dem Auseinanderziehen nicht plötzlich und ruckartig loslassen. Am besten Sie zählen: 1, 2, 3 – so lange ziehen sie auseinander und dann 1, 2, 3 – so lange lassen Sie die Spannung langsam wieder aus dem Band heraus.
- Atmen Sie während des Übens gleichmäßig ein und auch wieder aus. Achten Sie darauf, dass Sie die Luft nicht anhalten.

Es ist wichtig, dass Sie Ihre Schultern möglichst locker halten. Die Schultern bleiben entspannt unten und ziehen keinesfalls nach oben zu den Ohren. Kleiner Trick: „Die Schultern verstehen sich nicht mit den Ohren, Sie wollen ganz weit weg von Ohren. Sie verstehen sich viel besser mit dem Becken, sie wollen lieber zum Becken, also ganz weit nach unten." Damit verhindern Sie ein Verspannen im Schulter-Nackenbereich.

▼ Das Handgelenk nicht abknicken, sondern gerade halten.

▼ Die Schultern nicht nach oben ziehen, sondern nach unten.

falsch

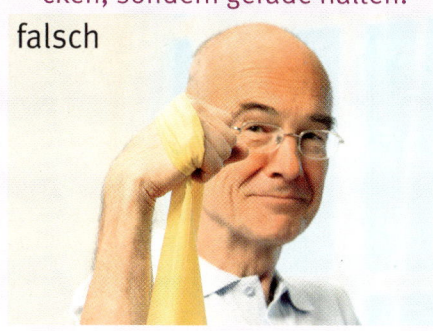

falsch

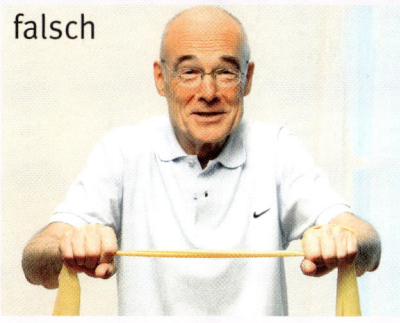

richtig

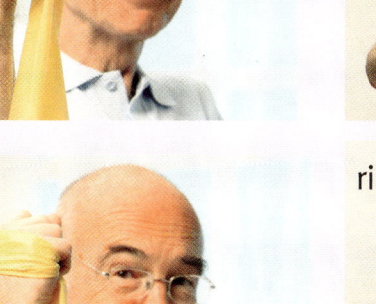

richtig

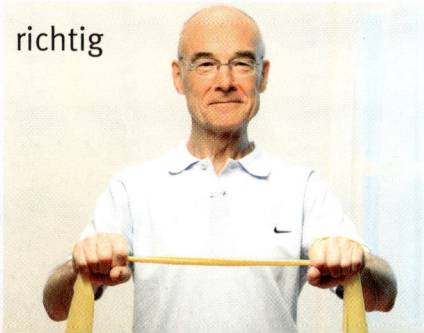

2 Ihr Trainingsplan

MUSKELKRAFT

Ü 21

Das Bein strecken

Knoten Sie das Band an den Enden so zusammen, dass sich eine Schlaufe bildet. Das doppelt liegende Band ist etwa 30 Zentimeter lang. Öffnen Sie die Schlaufe und legen Sie das Band über Kreuz – wie eine liegende Acht – um Ihre Fußgelenke. Setzen Sie sich aufrecht vorn auf einen Stuhl und stellen Sie beide Füße hüftbreit auseinander fest auf den Boden. Lassen Sie Ihre Arme locker an der Seite herunterhängen, ziehen Sie Ihre Schultern nach unten und Ihren Bauchnabel bewusst nach innen ein – so als wollten Sie ihn an die Wirbelsäule heranziehen. Nun den rechten Unterschenkel langsam gegen den Widerstand des Bandes nach vorn strecken, dann bewegt sich der Fuß: Die Fußspitze strecken, dann zum Körper heranziehen und wieder ausstrecken. Danach den Fuß langsam auf dem Boden absetzen. Dann mit links: Den Unterschenkel ausstrecken, die Fußspitze ausstrecken, zum Körper heranziehen, wieder ausstrecken – und langsam wieder absenken.

▲ Den Unterschenkel gegen den Widerstand anheben.

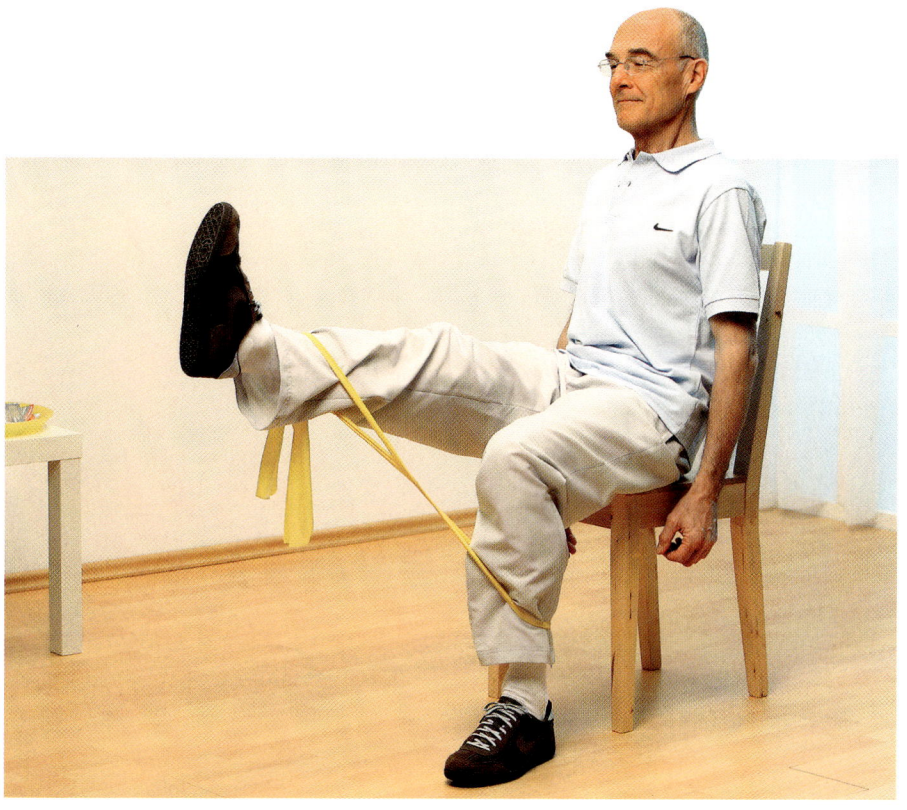

Ü22

Das Bein heben

Sie sitzen vorn auf dem Stuhl. Nun das rechte Bein wieder nach vorn ausstrecken, das Kniegelenk bleibt jedoch ein wenig gebeugt. Jetzt versuchen, das Bein gegen den Widerstand des Bandes drei Zentimeter anzuheben und wieder drei Zentimeter zu senken. Zweimal zehn Wiederholungen. Dann mit dem linken Bein: drei Zentimeter heben und drei Zentimeter absenken. Zweimal zehn Wiederholungen.

▲ Das Bein gegen den Widerstand anheben.

2 Ihr Trainingsplan

MUSKELKRAFT

Ü23

Nach außen anheben

Das Band bleibt wie oben über Kreuz um die Fußgelenke gelegt. Stellen Sie sich nun hinter die Stuhllehne und halten sich mit den Fingerspitzen daran fest. Beide Knie etwas beugen. Heben Sie nun langsam und ohne Schwung das rechte Bein seitlich nach außen an und führen Sie es genauso langsam wieder zurück. Zählen Sie jeweils bis 3: 1, 2, 3 – anheben. Und dann 1, 2, 3 – absenken. Die Fußspitze des angehobenen Fußes darf nicht nach außen gedreht werden.

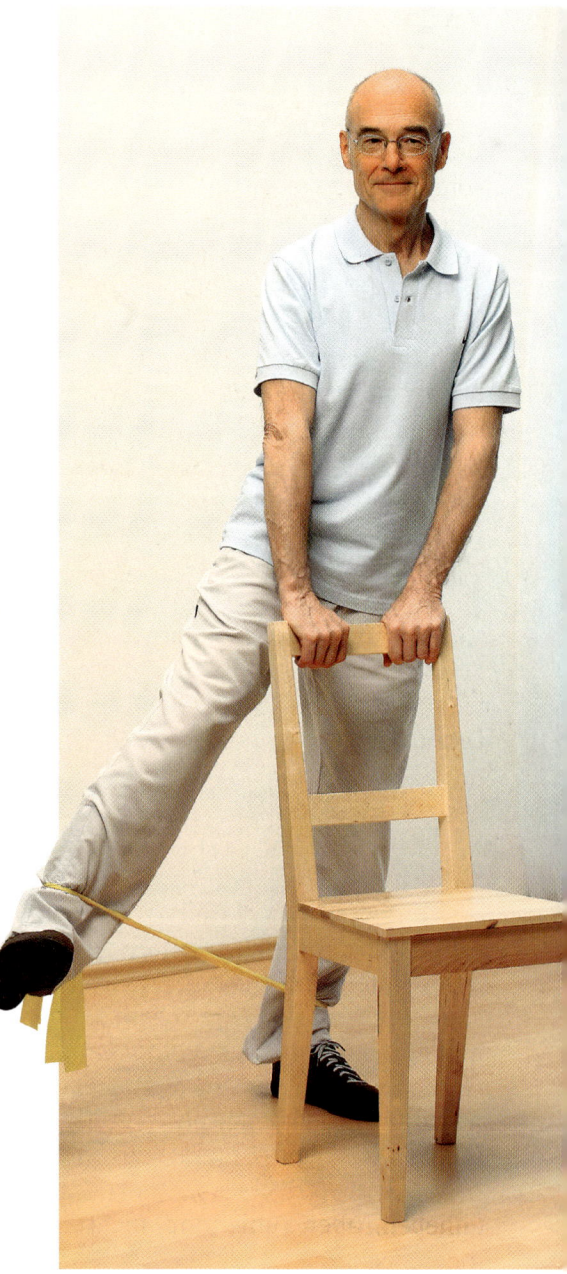

▶ Das Bein seitlich anheben.

Das Programm für mehr Muskelkraft

Ü24

Knie hoch – Bein Zurück
Diese Übung kennen Sie schon vom Anfängerprogramm. Dort haben Sie sie ohne Band durchgeführt. Ausgangsposition wie oben. Nun das rechte Knie nach oben zur Lehne ziehen und danach das rechte Bein lang nach hinten ausstrecken und ein paar Zentimeter anheben – gegen den Widerstand des Bandes. Zählen Sie bis drei. Achten Sie darauf, dass der Rücken möglichst gerade bleibt, ziehen Sie den Bauchnabel etwas nach innen an die Wirbelsäule heran. Dann das rechte Bein langsam wieder senken und noch einmal das Knie nach oben zur Lehne heben.

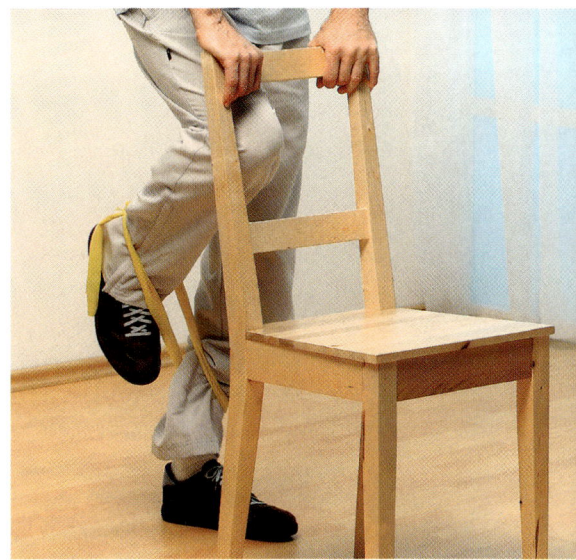

▲ Das Bein lang nach hinten strecken.

Ü25

Wadentraining
Ausgangsposition wie oben. Nun den rechten Unterschenkel langsam hinten an den Oberschenkel heranführen – dabei berührt die rechte Ferse fast den Po – und genauso langsam wieder absenken. Dann den linken Unterschenkel nach hinten in Richtung zum Po anheben, aber ruhig und nicht mit Schwung.

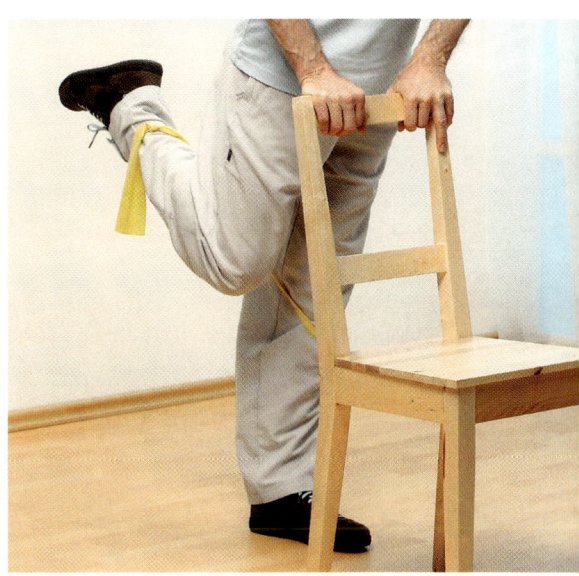

▲ Die Ferse geht zum Po.

2 Ihr Trainingsplan

MUSKELKRAFT

Die folgenden fünf Übungen sind für die Arm- und Schultermuskeln. Lösen Sie für diese Übungen das Band von den Füßen, am besten im Sitzen. Das ist sicherer.

Ü26

Für kräftige Oberarme

Sie stehen mit geradem Rücken und etwa hüftbreit geöffneten Füßen. Beide Fußspitzen zeigen genau nach vorn, und die Knie sind ein wenig gebeugt. Bewegen Sie Ihre Schultern nach unten und versuchen Sie diese während der gesamten Übung nicht nach oben zu den Ohren zu ziehen. Greifen Sie in die Schlaufe des Bandes und fixieren Sie das Band mit der linken Hand an der linken Hüfte. Die rechte Handfläche zeigt nach oben und der Daumen nach außen. Nun das Band ein wenig auseinanderziehen und dadurch unter Spannung setzen. Dann gleichzeitig den rechten Unterarm langsam an den Oberarm heranziehen und wieder strecken.

▶ Den rechten Unterarm gegen Widerstand zum Oberarm führen.

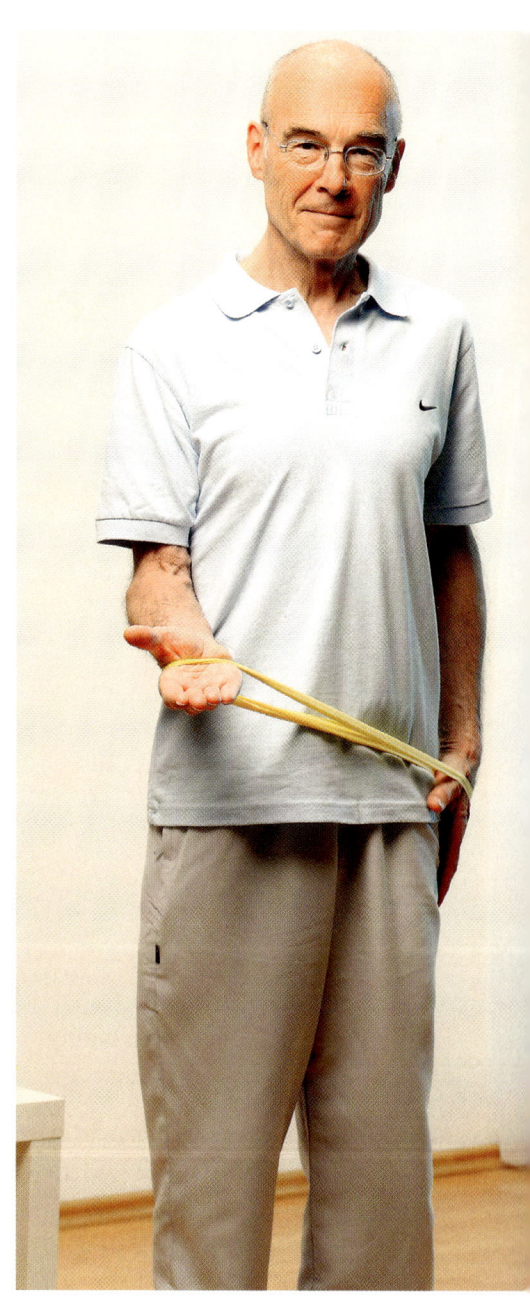

Das Programm für mehr Muskelkraft

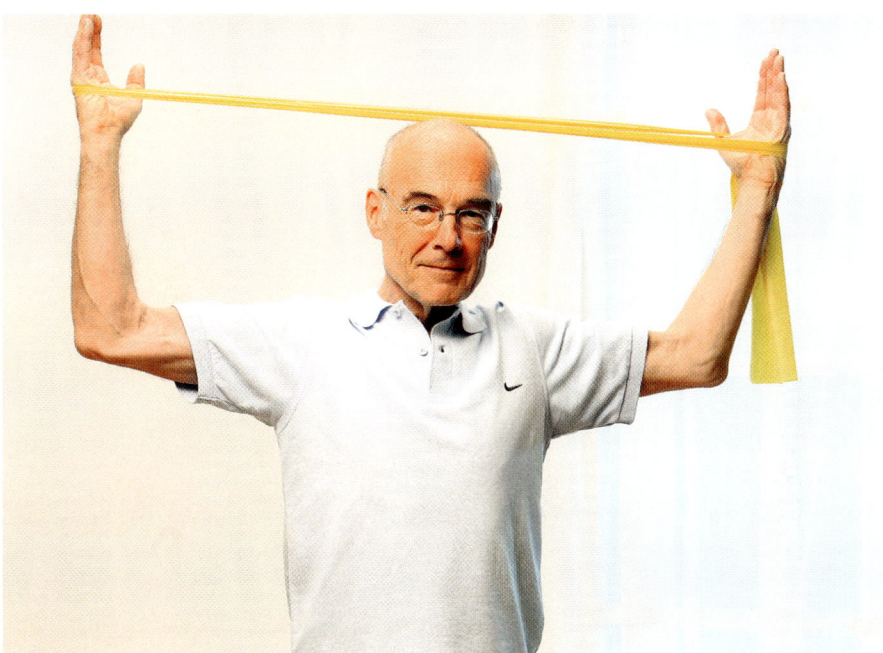

Ü27

Für einen starken Rücken und kräftige Schultermuskeln
Greifen Sie mit beiden Händen in das Band, die Handgelenke bleiben gerade. Heben Sie beide Arme über den Kopf nach oben, dabei bleiben die Ellbogen ein wenig gebeugt. Nun versuchen Sie, das Band auseinanderzuziehen und gleichzeitig hinter dem Kopf zu öffnen. Danach langsam wieder vor den Körper zurückführen.

▲ Das Band hinter dem Kopf öffnen.

2 Ihr Trainingsplan

Ü28

Ellbogen hinter den Körper

Greifen Sie in die Schlaufe des Bandes und heben Sie beide Arme nach vorn an, bis auf Schulterhöhe. Die Ellbogen nicht hängen lassen, sondern auch bis auf Schulterhöhe anheben, sie zeigen jetzt nach außen. Nun das Band langsam auseinanderziehen und dabei die Ellbogen nach hinten, hinter den Körper führen. Achten Sie darauf, dass während des gesamten Bewegungsablaufs die Ellbogen immer auf Schulterhöhe angehoben bleiben. Die Schultern bleiben locker und fallen entspannt nach unten. Danach die Arme langsam wieder nach vorn führen.

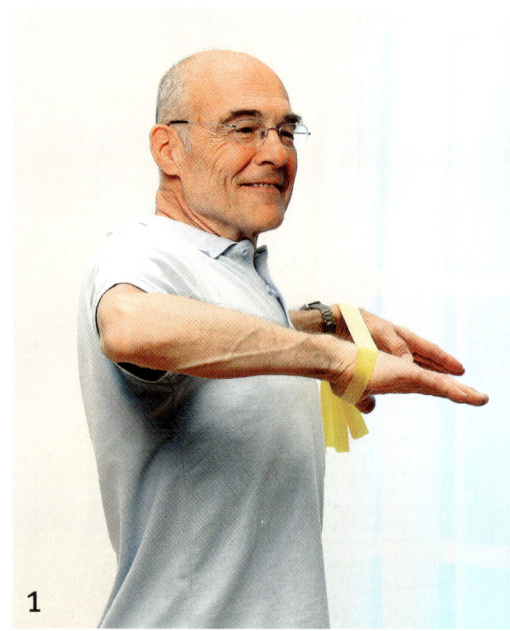

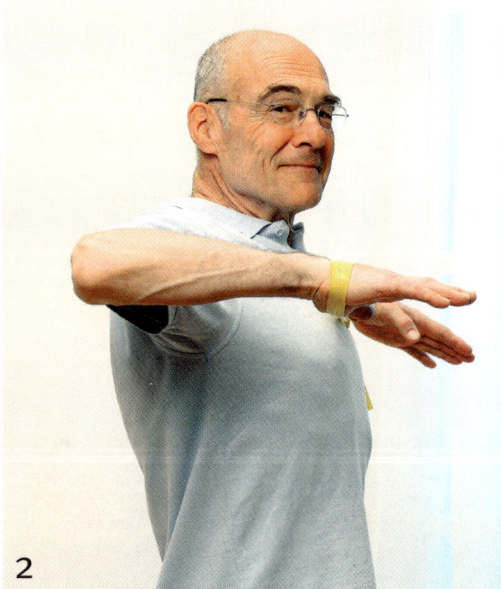

▶ 1: Ausgangsposition: Die Ellbogen sind auf Schulterhöhe.
2: Endposition: Die Ellbogen nach hinten führen.

Ü29

Für die Schultern

Für die nächsten zwei Übungen knoten Sie das Band auf. Stellen Sie sich mit dem linken Fuß auf das eine Ende des Bandes, um es fest am Boden zu fixieren. Die rechte Hand greift das andere Ende. Nun den Bauchnabel nach innen in Richtung Wirbelsäule heranziehen und dadurch den Rumpf stabilisieren. Strecken Sie nun den rechten Arm langsam weit nach oben und außen – und ziehen Sie dabei das Band auseinander. Dann genauso langsam den rechten Arm wieder zurückführen. Zehn Wiederholungen, dann Seitenwechsel. Sie stehen mit dem rechten Fuß auf dem Band, halten das andere Ende mit der linken Hand fest und führen die linke Hand weit nach oben und außen. Langsam wieder zurückführen. Ebenfalls zehnmal wiederholen. Machen Sie mit jedem Arm zwei Durchgänge.

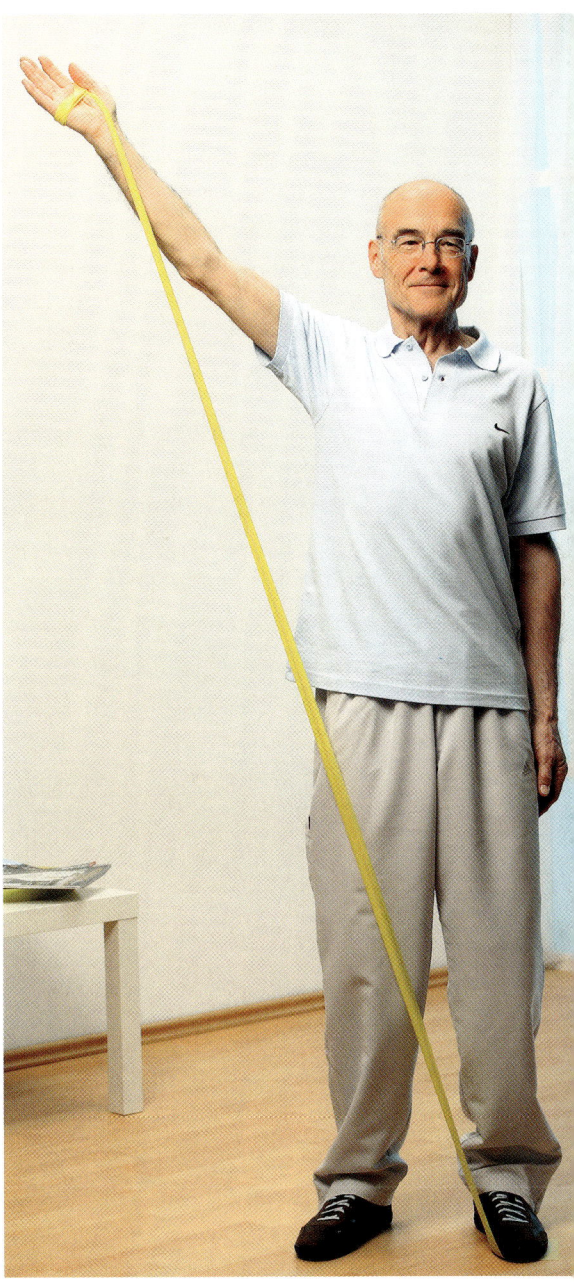

▶ Den rechten Arm weit nach oben und außen bewegen.

2 Ihr Trainingsplan

MUSKELKRAFT

Ü30

Für die hinteren Oberarmmuskeln

Fixieren Sie das Band mit der linken Hand hinten an Ihrem Rücken. Die rechte Hand greift das Ende des Bandes ebenfalls hinter dem Rücken. Dabei ist der Ellbogen gebeugt. Nun den rechten Arm – gegen den Widerstand des Bandes – lang nach vorn und oben ausstrecken. Langsam wieder zurückführen. Zehnmal. Dann Seitenwechsel. Zwei Durchgänge mit jedem Arm.

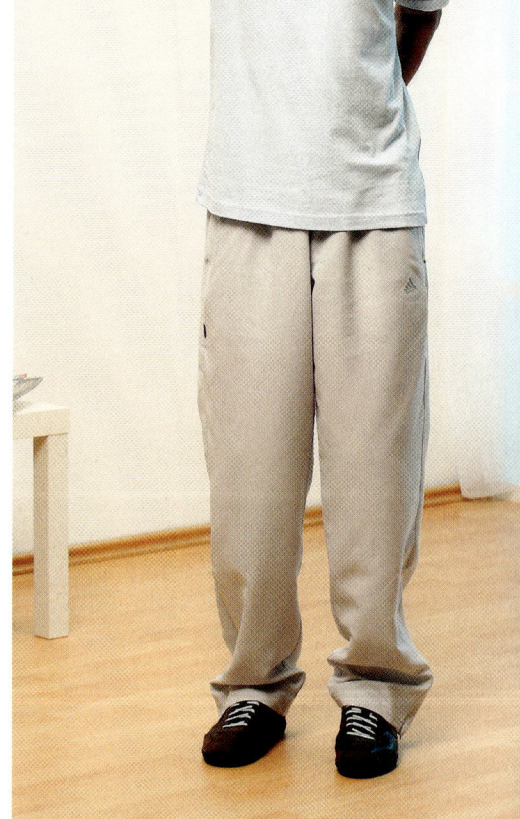

▶ Den Arm gegen den Widerstand des Bandes nach oben strecken.

Das Programm für eine bessere Balance

Balance-Training ist viel anstrengender, als man auf den ersten Blick vermutet. Wenn man die Übungen betrachtet, hat man das Gefühl, dass sie ganz einfach sind. Hat man jedoch erst mal angefangen, spürt man die große Herausforderung. Muskeln und Nervensystem arbeiten auf Hochtouren, die Muskeln müssen sehr schnell reagieren. Das Nervensystem befindet sich unter ständiger Hochspannung. Das ist auch der Grund, weshalb man bei Durchführung dieser einfach erscheinenden Übungen relativ schnell, schon nach wenigen Sekunden, ermüdet. Beachten Sie beim Balance-Training die gleichen Sicherheitsregeln wie beim Muskeltraining. Räumen Sie alles weg, was stört, im Weg herumliegt oder an was Sie sich verletzen könnten. Ziehen Sie feste Turnschuhe oder rutschfeste Socken an und beginnen Sie langsam und vorsichtig. Ein Telefon befindet sich in greifbarer Nähe.

Die Gleichgewichtsübungen werden lediglich 10 bis maximal 15 Sekunden gehalten!

Fühlen Sie sich ein wenig wackelig auf den Beinen? Dann sollte während des Trainings jemand bei Ihnen sein. Die Gleichgewichtsübungen werden lediglich 10 bis maximal 15 Sekunden lang gehalten. Machen Sie danach eine kurze Pause, in der Sie Ihren Körper ein wenig auslockern, und wiederholen Sie die Übungen danach noch zweimal.

Also: Insgesamt dreimal 10 Sekunden (maximal 15 Sekunden) lang üben! Dazwischen eine kurze, aktive Pause machen, in der sie den Körper auslockern. Bei den anderen Übungen ist die entsprechende Wiederholungszahl jeweils aufgeführt.

2 Ihr Trainingsplan

BALANCE

Balance-Training für Anfänger

Ü31

Tandemstand

Sie stehen aufrecht, beide Füße stehen direkt hintereinander, links steht vorne, rechts hinten. Der rechte große Zeh berührt die linke Ferse. Nun heben Sie beide Arme auf der Seite an, bis auf Höhe der Schultern.

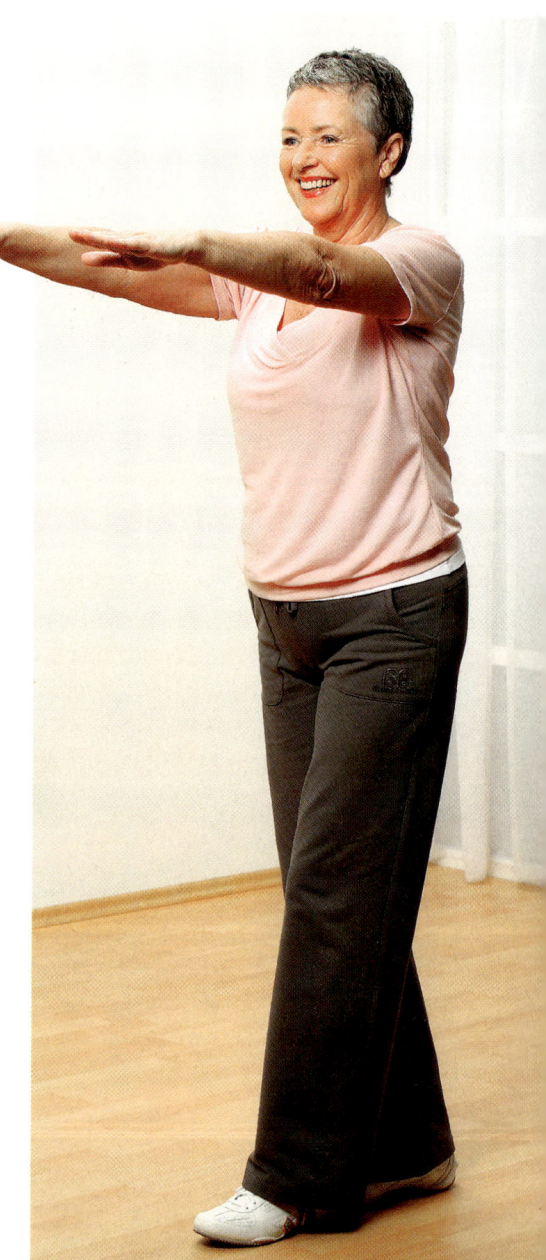

▶ Der Tandemstand: Der Zeh berührt die Ferse.

Das Programm für eine bessere Balance

Ü32

Tandem-Walking
Gehen Sie wieder in den Tandemstand. Dann lösen Sie den rechten Fuß vom Boden und setzen ihn vor den linken Fuß, wieder so, dass der große Zeh des hinteren die Ferse des vorderen Fußes berührt. Machen Sie auf diese Art und Weise zehn Schritte und absolvieren Sie insgesamt drei Durchgänge.

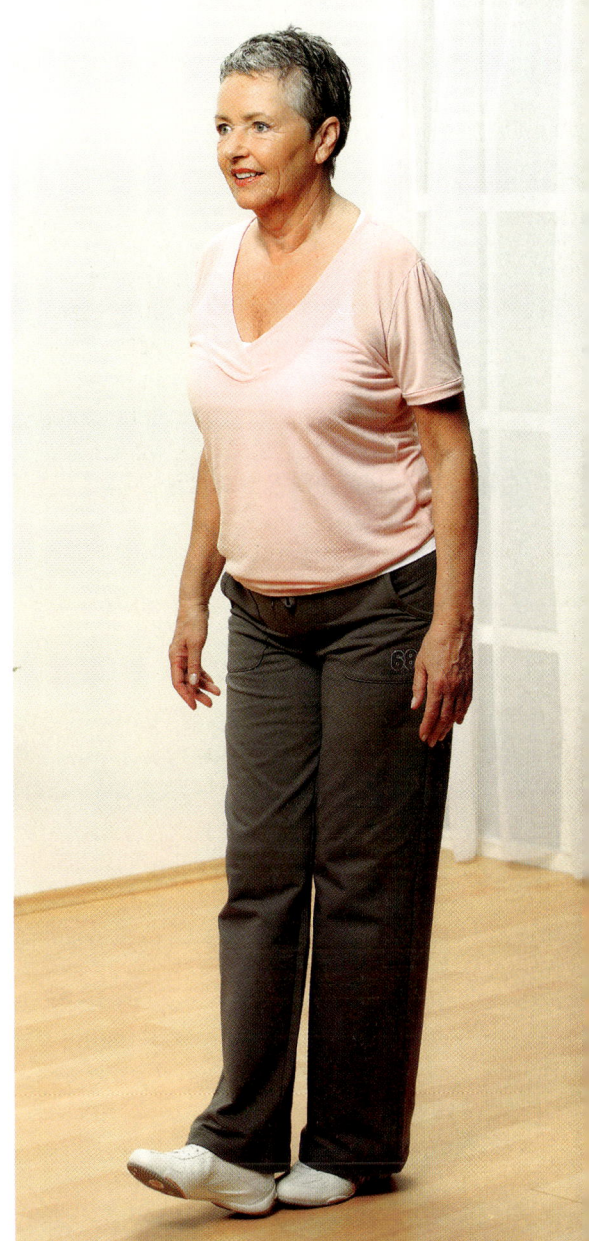

▶ Tandem-Walking: Jetzt in der Fortbewegung.

2 Ihr Trainingsplan

BALANCE

Ü33

Einbeinstand

Stellen Sie sich auf den rechten Fuß, heben Sie den linken ein wenig vom Boden ab und versuchen Sie, das Gleichgewicht zu halten. Schaffen Sie es, ohne sich festzuhalten?

Falls Sie die Übung mit offenen Augen sicher beherrschen, können Sie versuchen, die Augen dabei zu schließen.

Ü34

Einbeinstand und den Kopf drehen

Stellen Sie sich wieder auf einen Fuß und versuchen Sie – ohne sich festzuhalten –, das Gleichgewicht beizubehalten. Jetzt langsam den Kopf nach rechts drehen, bis Sie Ihre rechte Schulter anschauen können. Dann den Kopf wieder zur Mitte bewegen. Im Anschluss den Kopf so weit nach links drehen, bis Sie Ihre Schulter anschauen können. Führen Sie die Übung auch auf dem linken Fuß stehend durch. Auf jeder Seite drei Wiederholungen.

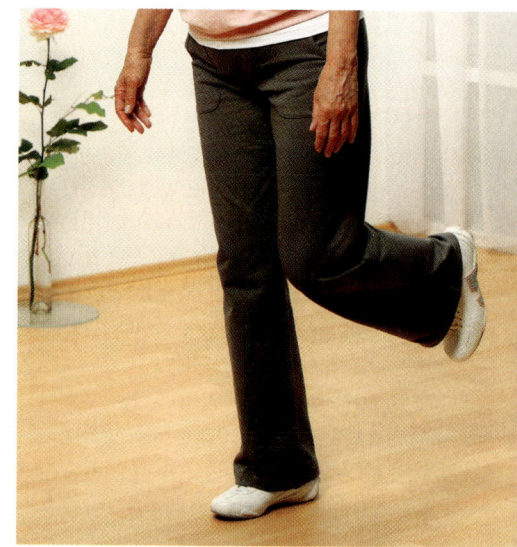

▲ Auf einem Bein stehen und das Gleichgewicht halten.

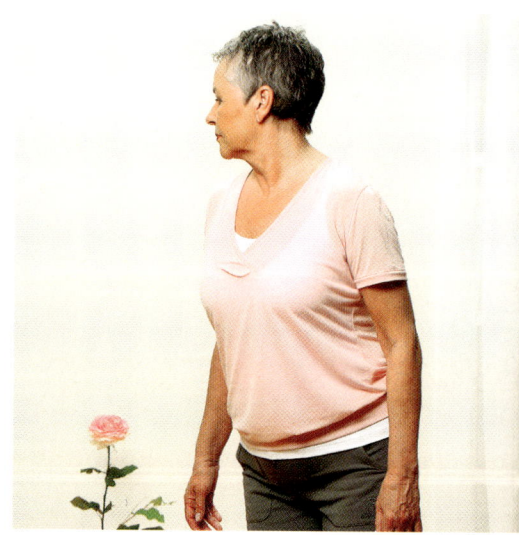

▲ Auf einem Bein stehen und den Kopf nach rechts drehen.

Das Programm für eine bessere Balance

Ü35

Das Bein schwingen
Sie stehen auf dem rechten Fuß und heben den linken Fuß etwas vom Boden an. Nun das linke Bein ein wenig vor- und wieder zurückschwingen. Gleichzeitig schwingen die Arme ganz locker mit. Nach zehn Sekunden die Übung auf dem linken Bein stehend wiederholen. Insgesamt drei Wiederholungen auf jeder Seite.

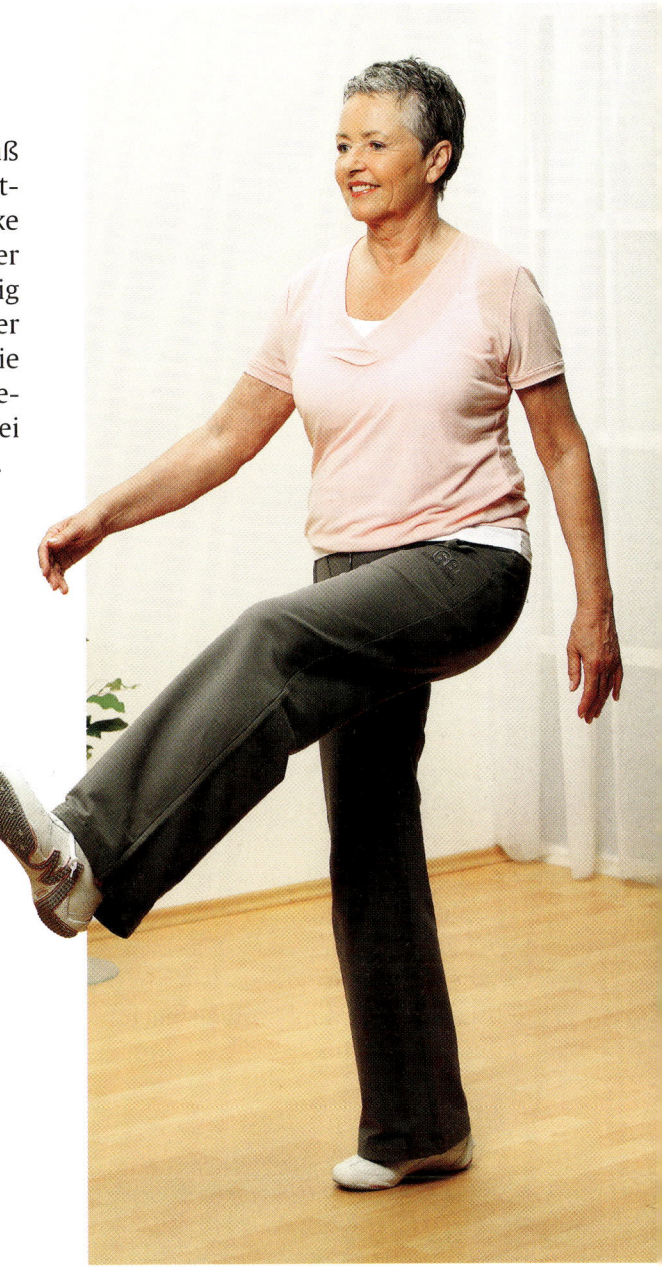

▶ Das Bein frei schwingen.

2 Ihr Trainingsplan

BALANCE

Ü36

Wackelturm

Sie stehen gerade. Die Füße sind ungefähr hüftbreit geöffnet. Spannen Sie Ihren Körper etwas an und verlagern Sie ihn dann etwas nach vorn. Versuchen Sie dabei, die Balance zu halten und die Füße nicht vom Boden zu lösen. Dann das rechte Knie beugen, den linken Fuß aber am Boden fest stehen lassen und den Körper nach rechts verlagern. Gleichgewicht halten, beide Füße stehen ganz fest auf dem Boden. Dasselbe nach links. Verlagern Sie Ihr Gewicht dreimal nach vorn, nach rechts und nach links, bewegen Sie sich jedoch vor jedem Richtungswechsel immer zuerst in die stabile Mitte zurück.

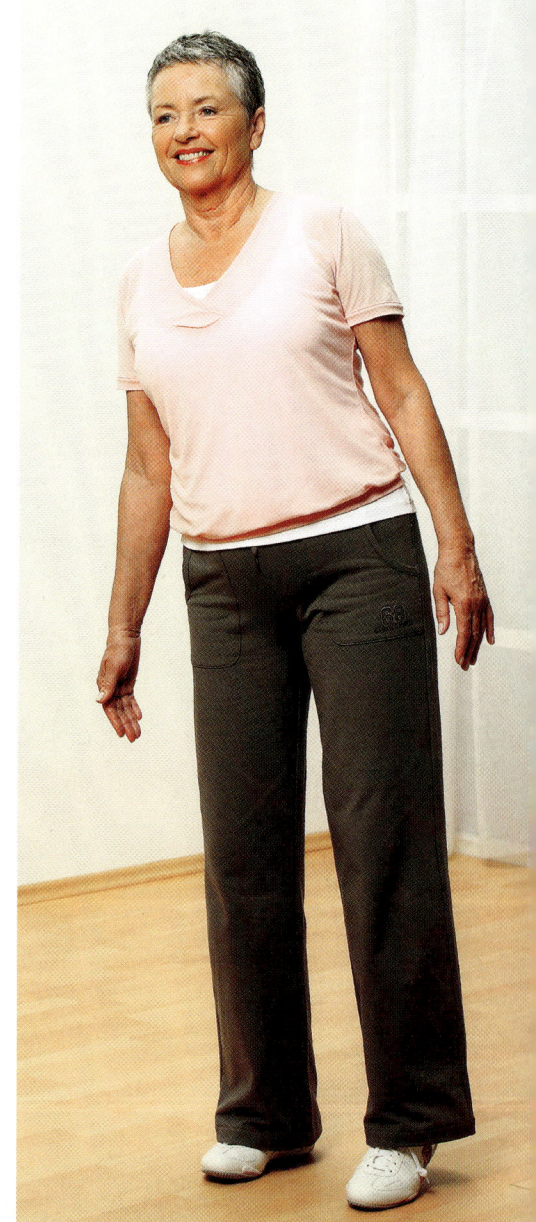

▶ Füße hüftbreit, Gewicht verlagern.

Ü37

Pendeln

Sie stehen mit leicht geöffneten Beinen. Nun Arme locker auf Höhe der Schultern von der rechten Seite zur linken Seite bewegen. Die Füße bleiben am Boden stehen, der Oberkörper dreht sich jedoch mit. Blicken Sie jeweils hinter die Schulter auf den Boden. Zehnmal zu jeder Seite pendeln.

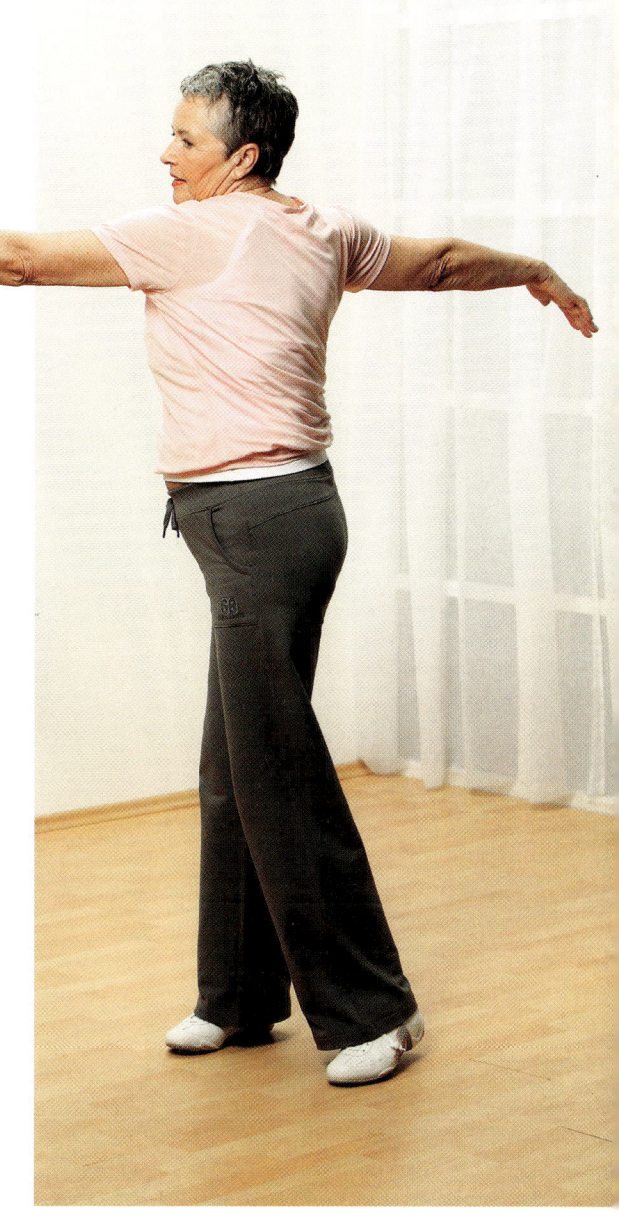

▶ Die Arme pendeln, die Füße stehen fest.

2 Ihr Trainingsplan

BALANCE

Ü38

Die Statue

Sie stehen auf dem rechten Fuß und heben den linken etwas an. Nun beide Arme über den Kopf nach oben bewegen. Dort greifen die Finger der Hände ineinander, dabei zeigen die Ellbogen nach außen. Halten Sie die Balance etwa zehn Sekunden lang.

Das ist keine Herausforderung für Sie? Dann wird's schwieriger: Versuchen Sie, Ihre Augen zu schließen. Wiederholen Sie die Übung auch auf dem linken Fuß. Drei Durchgänge.

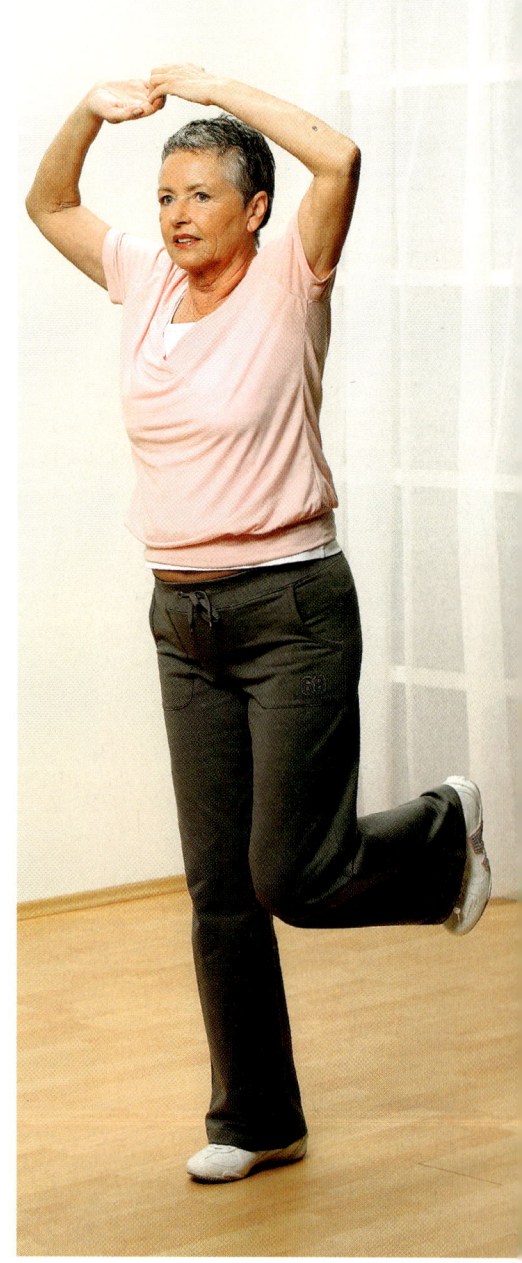

▶ Die Statue.

Das Programm für eine bessere Balance

Ü39

Die Marionette
Sie stehen auf dem rechten Bein und heben das linke wieder etwas an. Nun das linke Knie hoch nach oben anheben, dann wieder senken und das linke Bein – ohne den Fuß zwischendurch auf dem Boden abzusetzen – zur Seite anheben und gleichzeitig den rechten Arm lang nach oben und außen führen und dort ausstrecken. Ein paar Sekunden lang halten. Dann den Fuß wechseln: Auf dem linken Bein stehen und das rechte Knie vorn anheben, dann wieder senken und das gestreckte rechte Bein seitlich anheben. Gleichzeitig über die Diagonale den linken Arm nach oben und außen anheben und strecken. Wieder ein paar Sekunden lang halten. Dreimal fünf Wiederholungen.

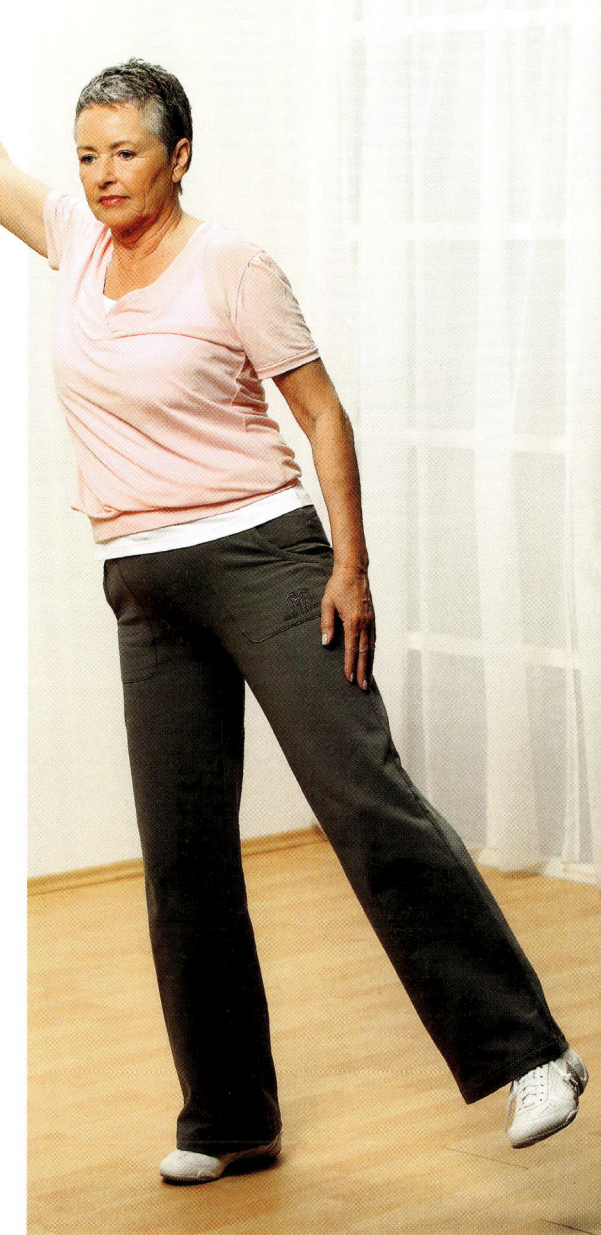

▶ Jetzt wird's kompliziert: Die Marionette.

2 Ihr Trainingsplan

BALANCE

Balance-Training für Fortgeschrittene

Für das Fortgeschrittenen-Programm des Balance-Trainings brauchen sie ein Hilfsgerät, eine instabile Unterlage. Solche Spezialgeräte kann man in unterschiedlichen Ausführungen und Schwierigkeitsstufen in guten Sportfachgeschäften oder Sanitätshäusern kaufen. Eine Liste möglicher Geräte finden Sie im Anhang. Falls Sie sich kein solches Gerät anschaffen möchten, können Sie auch eine dünne Sportmatte zusammenrollen oder mehrfach falten. Das funktioniert auch. Wenn Sie auf dieser instabilen Unterlage stehen, üben Sie, Ihren Körper gegen die Instabilität der Unterlage zu stabilisieren. Dadurch verbessert sich das Zusammenspiel von Nervensystem und Muskeln. Der Körper lernt durch das Training, insgesamt schneller auf Gleichgewichtsherausforderungen zu reagieren.

Nur, wenn Sie sich wirklich fit fühlen!

▼ Instabile Unterlagen trainieren das Zusammenspiel von Muskeln und Nerven.

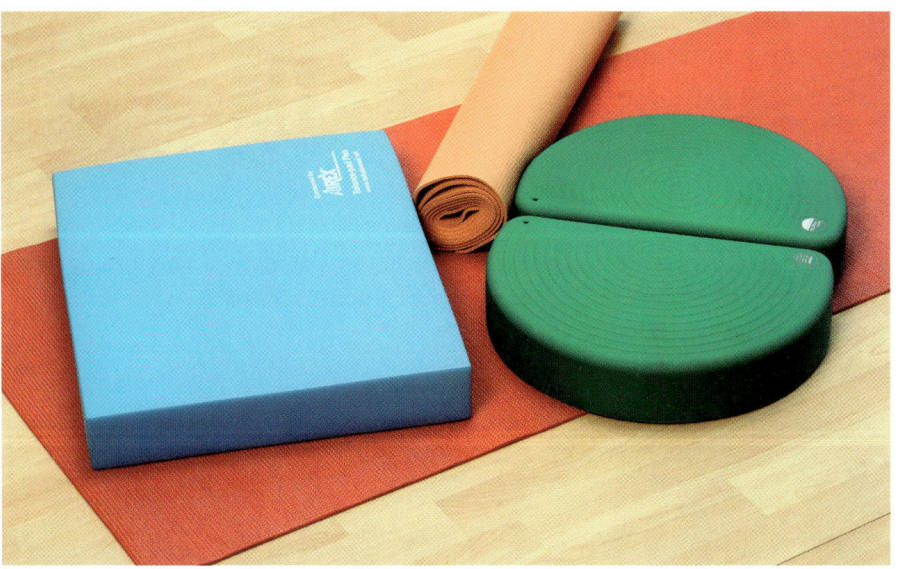

Das Programm für eine bessere Balance

> **MERKE**
>
> ### Sicher ist sicher!
>
> Das Training auf einer instabilen Unterlage ist anstrengend und herausfordernd. Trainieren Sie nur auf der instabilen Unterlage, wenn Sie das Anfänger-Programm sehr sicher beherrschen. Aus Sicherheitsgründen sollte jemand neben Ihnen stehen, während Sie üben. Am besten, Sie trainieren gemeinsam mit Ihrem Partner, Ihrer Partnerin oder Ihrem Freund, Ihrer Freundin. Einer übt, der andere steht daneben, passt auf und kann im Zweifel schnell mal zupacken und abstützen. Nach einem Durchgang wird einfach gewechselt.

Sie können das Gleichgewichtstraining auf der instabilen Unterlage auch ohne Schuhe durchführen. Üben Sie entweder barfuß, mit dicken, rutschfesten Socken oder – falls Ihnen das angenehmer sein sollte – mit festen Turnschuhen. Achten Sie darauf, dass Sie genug Platz haben.

Wir beginnen das Training auf der instabilen Unterlage zur Sicherheit direkt vor einer Wand, damit Sie sich zur Not daran festhalten können. Während der ersten Trainingstage können Sie Ihre Balance-Unterlage dort positionieren, wenn Sie sich unsicher fühlen. Entscheiden Sie selbst, ob und wie lange Sie diese Sicherheit brauchen und wann Sie sich sicher genug fühlen, um die Unterlage frei in den Raum zu legen.

Wiederholen Sie jede Übung fünfmal. Beachten Sie, dass bei einigen Übungen die Bewegung auf jeder Seite fünfmal wiederholt werden sollte.

Erst wenn Sie sich sicher genug fühlen, die instabile Unterlage frei in den Raum legen.

Merke
Jede Übung fünfmal wiederholen!

2 Ihr Trainingsplan

BALANCE

Ü40

**Gewöhnungsübung:
Gewicht verlagern**

Nun geht's los: Die Unterlage liegt anfangs so vor der Wand, dass Sie sich eventuell daran abstützen können. Stellen Sie sich nun langsam und vorsichtig, erst mit dem einen und dann mit dem anderen Fuß, auf die Unterlage. Ihre Knie sind ein wenig gebeugt. Versuchen Sie, die Balance zu halten. Bewegen Sie nun Ihren Körper ganz wenig hin und her, erst nach rechts, dann nach links. Steigen Sie zunächst einmal ab und bleiben kurz auf dem Boden stehen. Dann die Beine auslockern. Noch einmal aufsteigen. Nun verlagern Sie Ihr Gewicht ein wenig nach vorn und wieder zurück zur Mitte.

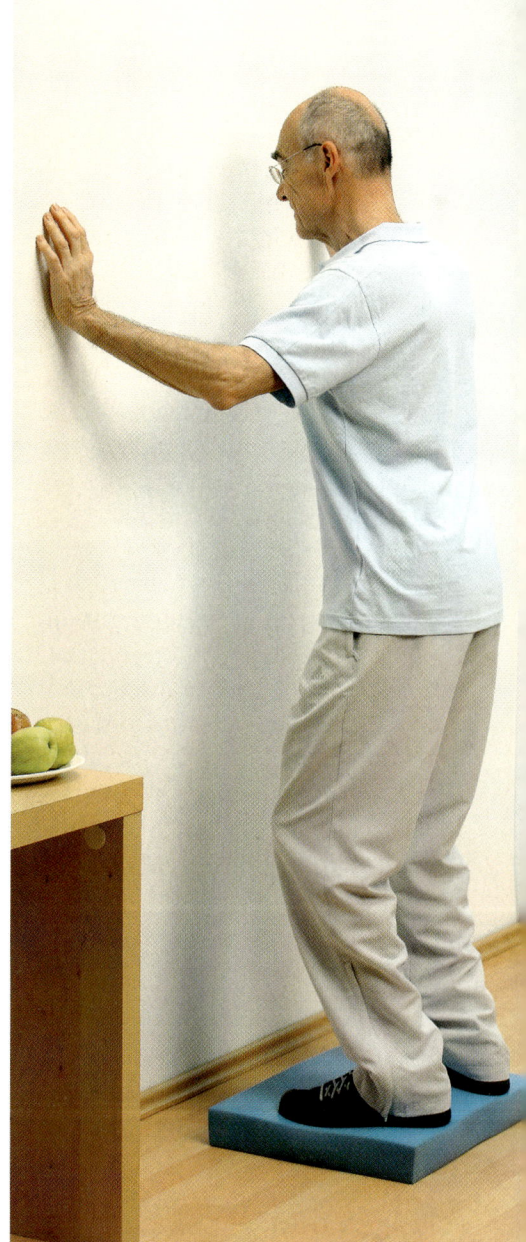

▶ Aufsteigen und Gewicht verlagern.

Das Programm für eine bessere Balance

Ü41

Gewöhnungsübung:
Gute Haltung

Steigen Sie wieder langsam auf die instabile Unterlage. Die Wand befindet sich in der Nähe, sodass Sie sich – falls Sie unsicher werden – daran abstützen können. Versuchen Sie, eine gute Haltung aufzubauen, indem Sie Ihre Wirbelsäule strecken und das Brustbein aufrichten. Dabei ziehen die Schultern nach unten und hinten. Den Bauchnabel nach innen einziehen, in Richtung Wirbelsäule. Nun die Knie ein wenig beugen. Versuchen Sie, in dieser Position zu bleiben und gleichzeitig Ihr Körpergewicht zu verlagern, wieder nach rechts, nach links und nach vorne. Absteigen, Beine und Arme auslockern.

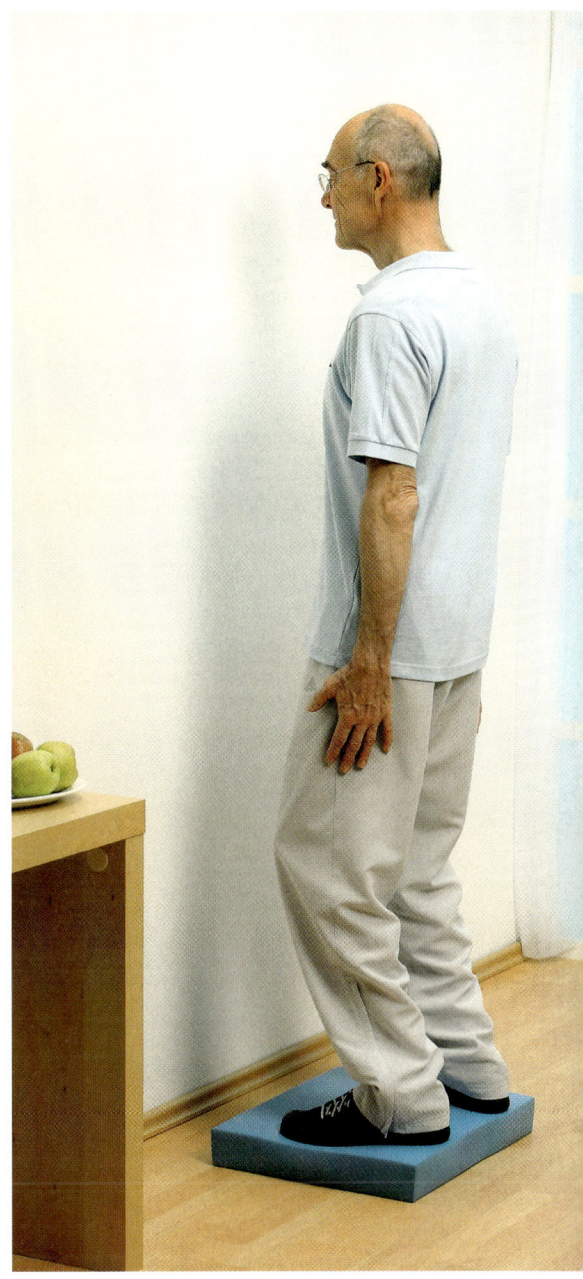

▶ Eine gute Haltung aufbauen.

BALANCE

2 Ihr Trainingsplan

Ü42

Fersen hoch

Steigen Sie auf die Unterlage. Heben Sie nun langsam die rechte Ferse. Langsam wieder absenken. Dann die linke Ferse heben und wieder sinken lassen. Arbeiten Sie sehr langsam und konzentriert. Absteigen und den Körper auslockern. Wenn Sie etwas sicherer sind, versuchen Sie beide Fersen gleichzeitig zu heben und sich auf die Fußspitzen nach oben zu drücken und wieder abzusenken.

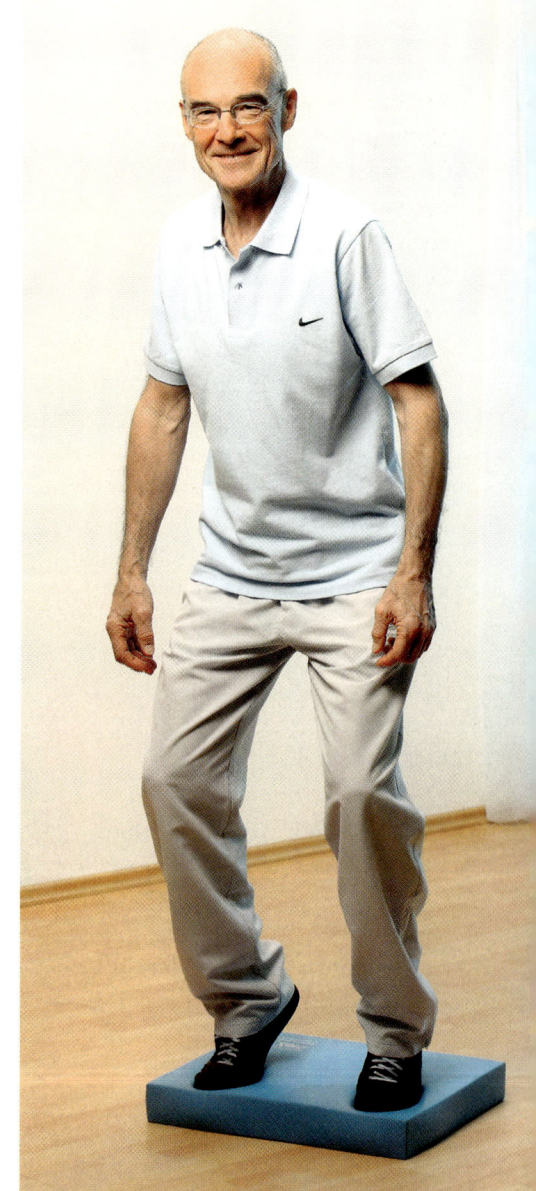

▶ Die Fersen anheben: beide gleichzeitig und im Wechsel.

Das Programm für eine bessere Balance

Ü43

Das Bein seitlich heben
Steigen Sie auf die Unterlage, versuchen Sie, das Gewicht auf das linke Bein zu verlagern und ganz langsam und konzentriert das rechte Bein etwas anzuheben und zur Seite zu führen. Wieder absetzen. Dann das Gewicht auf das rechte Bein verlagern, das linke Bein ein wenig zur Seite anheben und wieder abstellen. Absteigen und die Beine gut auslockern. Wiederholen Sie diese Übung auf jeder Seite fünfmal.

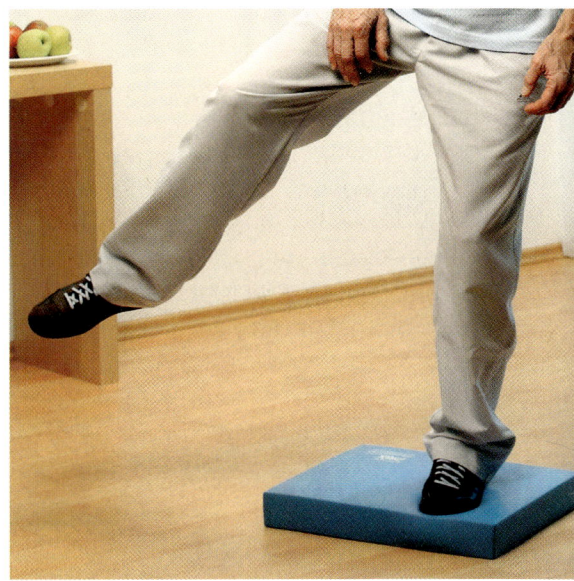
▲ Das Bein seitlich anheben.

Ü44

Kreise malen
Aufsteigen. Nun das Gewicht auf das linke Bein verlagern und den rechten Fuß von der Unterlage abheben. Das rechte Bein „malt" in der Luft mehrere Kreise. Dann den rechten Fuß wieder aufsetzen, die Übung mit dem linken durchführen und „Kreise malen". Danach absteigen und Beine und Arme gut auslockern. Wiederholen Sie diese Übung auf jeder Seite fünfmal.

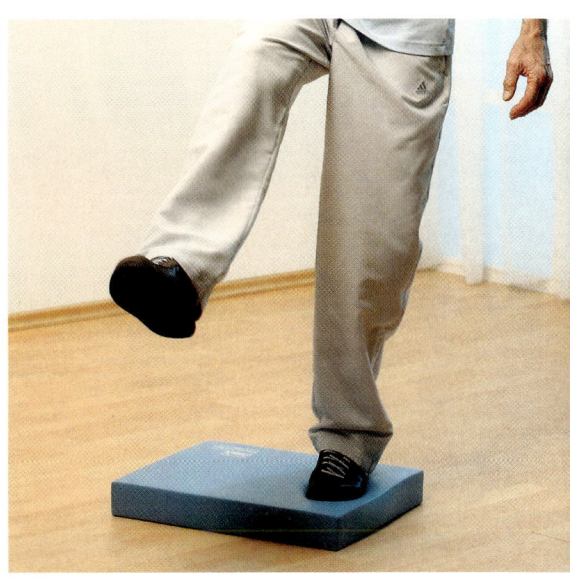
▲ Kreise in der Luft malen.

2 Ihr Trainingsplan

BALANCE

Ü45

Knie beugen

Stellen Sie sich mit beiden Füßen auf die Unterlage. Nun den Po weit nach hinten schieben und die Knie beugen. Achten Sie dabei auf eine gute Haltung, die Schultern nach unten bewegen, der Nacken ist lang. Die Knie nicht über die Fußspitzen nach vorn schieben. Dann langsam wieder hochkommen.

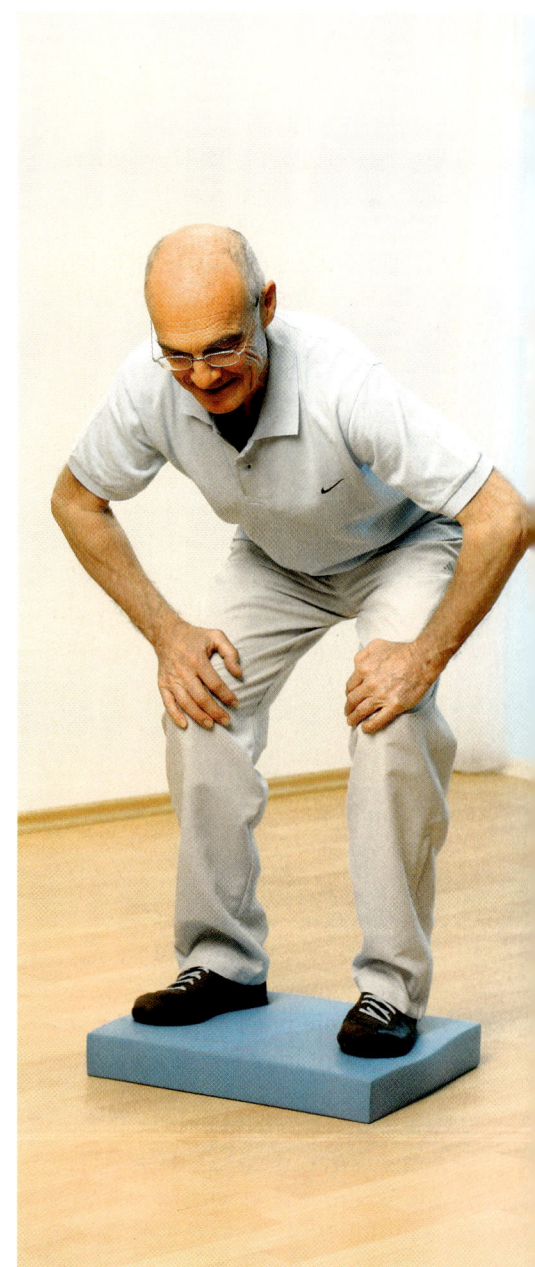

▶ Die tiefe Kniebeuge.

Das Programm für eine bessere Balance

Ü46

Step auf und ab
Marschieren Sie vor der Unterlage und ziehen Sie Ihre Knie schön hoch. Steigen Sie nun auf die Unterlage hinauf und gehen Sie sofort wieder herunter. Also: Rechter Fuß rauf, linker Fuß rauf, rechter Fuß ab, linker Fuß ab. Wenn Sie die Abfolge ein paar Mal geübt haben, steigen Sie fünf bis sechsmal hintereinander auf und wieder ab. Beginnen Sie nach einiger Zeit die Bewegung mit dem linken Fuß: Linker Fuß rauf, rechter Fuß rauf, links ab, rechts ab. Wiederholen Sie auch diese Folge fünf- bis sechsmal.

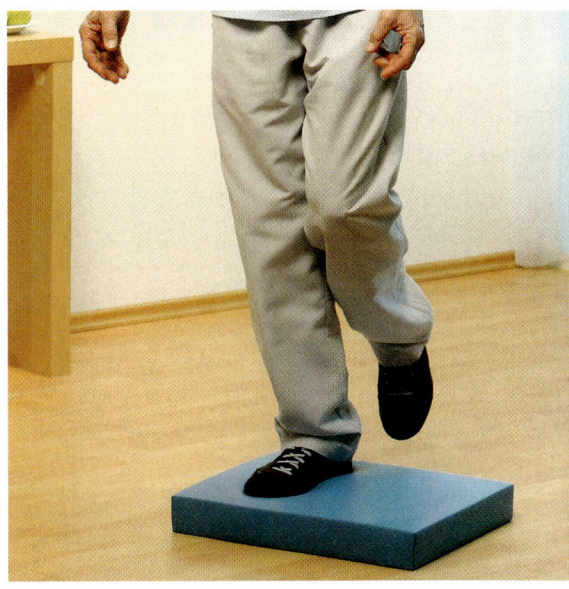

▲ Auf- und wieder absteigen

Ü47

Knie hoch, Seite heben
Sie stehen mit beiden Füßen auf der Unterlage. Heben Sie Ihr rechtes Knie nach oben und strecken Sie es danach zur rechten Seite. Dann mit links: Knie nach oben heben und anschließend zur linken Seite anheben. Wiederholen Sie diese Übung auf jeder Seite fünfmal.

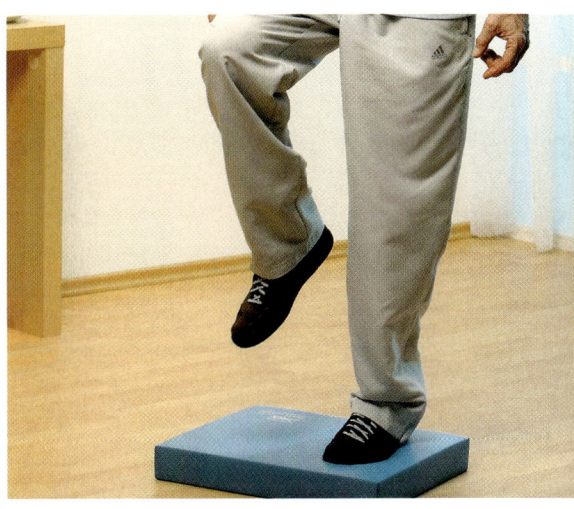

▲ Eine Kombination: Erst Knie heben, dann Bein zur Seite anheben.

2 Ihr Trainingsplan

BALANCE

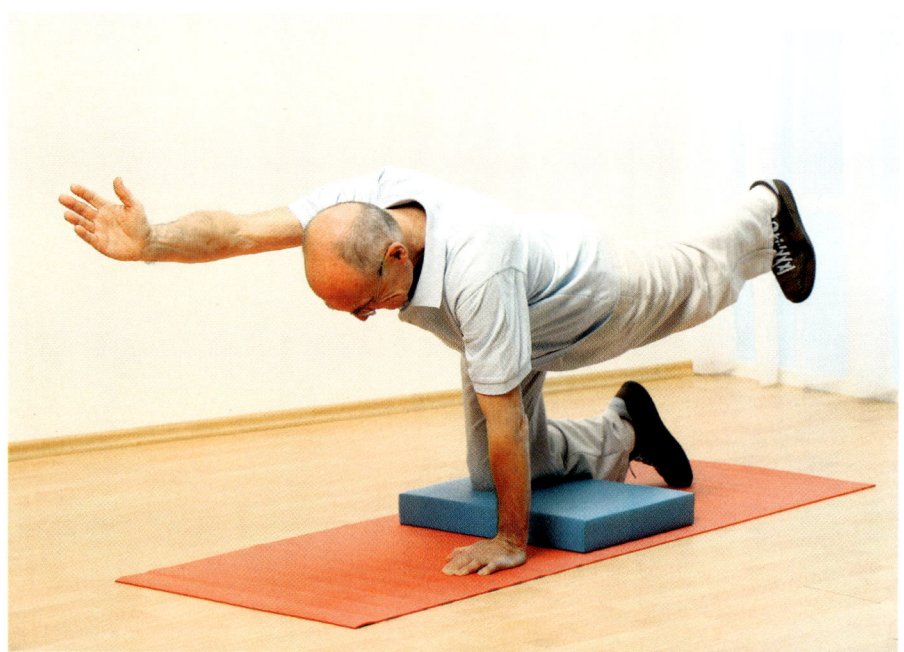

Ü48

Balance halten

Die letzten Übungen werden auf dem Boden durchgeführt. Gehen Sie in den Vierfüßlerstand, stellen Sie das rechte Knie auf die Unterlage und strecken Sie das linke Bein lang nach hinten aus. Versuchen Sie nun gegengleich den rechten Arm lang nach vorn auszustrecken und dabei gleichzeitig die Balance einige Sekunden lang zu halten. Führen Sie die Übung auch auf der anderen Seite durch. Also, setzen Sie Ihr linkes Knie auf die Wackelunterlage, strecken das rechte Bein lang nach hinten aus und versuchen Sie dann den linken Arm weit nach vorne auszustrecken. Wiederholen Sie die Übung auf jeder Seite fünfmal.

▲ Im Vierfüßlerstand die Balance halten.

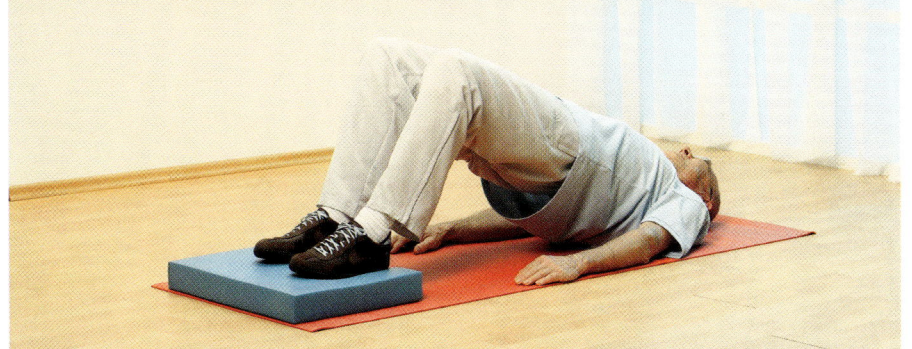

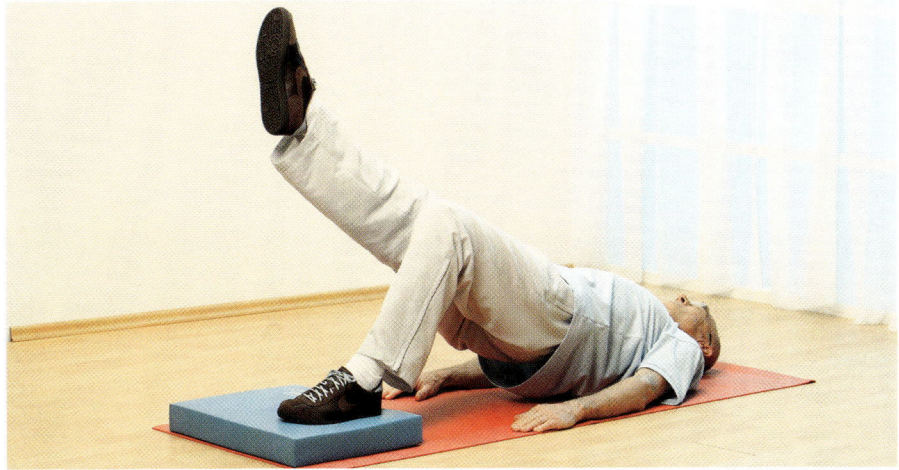

Ü49

Rückenbrücke

Legen Sie sich in Rückenlage auf den Boden und stellen Sie beide Füße auf die instabile Unterlage. Heben Sie jetzt langsam Ihren Po und dann Wirbel für Wirbel nacheinander den Rücken von der Unterlage. Sie liegen auf dem unteren Rand der Schulterblätter und stehen mit beiden Füßen auf der wackeligen Unterlage. Der Rumpf befindet sich in einer geraden Linie. Spannen Sie Ihren Po an und versuchen Sie so, die Balance zu halten. Wenn Sie diese Übung sicher beherrschen, können Sie die schwere Variante ausprobieren: Ausgangsposition wie oben, den Rücken anheben und nun zusätzlich ein Bein nach vorn ausstrecken. Die Balance einige Sekunden lang halten. Dann den Fuß wieder aufsetzen und das andere Bein lang nach vorn ausstrecken.

▲ 1: Rückenbrücke, einfache Variante.
2: Rückenbrücke, schwere Variante.

2 Ihr Trainingsplan

Das Programm für eine gute Beweglichkeit

BEWEGLICHKEIT

Stretching-Übungen immer mal zwischendurch durchführen!

▼ Den Nacken lang machen.

Die Muskeln dehnen und damit etwas für die Beweglichkeit tun, das ist ganz einfach und unkompliziert. Je öfter Sie es tun, umso besser. Insgesamt dauert das Programm nicht länger als fünf Minuten. Sie sollten die Dehnpositionen etwa zehn Sekunden lang halten. Wiederholen Sie die Übungen zweimal. Wenn Sie mehr Zeit haben, können Sie die Übungen auch gern mehrfach durchführen. Stretching-Übungen, so nennt man die Dehnübungen auch, können Sie auch einfach so immer mal wieder zwischendurch durchführen, zum Beispiel immer dann, wenn Sie das Gefühl haben, dass Ihr Körper vom langen Sitzen ein bisschen steif geworden ist.

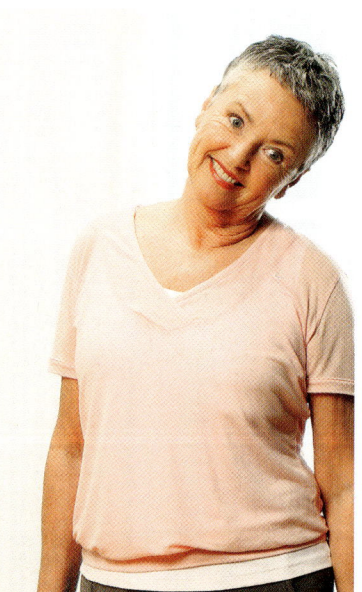

Die Dehnübungen

Ü50

Nacken und Hals dehnen

Sie stehen mit etwa hüftbreit geöffneten Beinen. Ziehen Sie Ihre Schultern deutlich nach unten und strecken Sie Ihren Nacken ganz lang, indem Sie das Kinn etwas nach vorn bringen und ein leichtes Doppelkinn machen. Nun den Kopf seitlich in Richtung zur linken Schulter führen, sodass das linke Ohr zur Schulter bewegt wird. Das rechte Ohr zeigt nun nach oben, Richtung Decke. Verstärken Sie die Dehnung, indem Sie es noch ein wenig nach oben be-

Das Programm für eine gute Beweglichkeit

wegen und ziehen Sie gleichzeitig den rechten Arm tief in Richtung zum Boden. Wiederholen Sie die Übung auch auf der anderen Seite. Diese Übung können Sie auch im Sitzen durchführen. Dazu sollten Sie sich gerade hinsetzen und beide Füße mit der ganzen Sohle auf den Boden aufstellen.

Ü51

Den Kopf drehen

Nicht zu schwungvoll drehen! Gehen Sie in die gleiche Ausgangsposition wie oben beschrieben. Leichtes Doppelkinn machen. Dann drehen Sie den Kopf langsam so zur Seite, dass Sie über die linke Schulter nach hinten gucken können. Dabei den Schädelrand zur Decke strecken. Bleiben Sie einen Augenblick in dieser Position und wechseln Sie dann die Seite. Blicken Sie über Ihre rechte Schulter. Achten Sie darauf, dass Sie gerade stehen bleiben und die Hüfte vorn bleibt. Es ist wichtig, dass Sie die Übung ruhig und langsam durchführen.

▶ Den Kopf langsam drehen, Blick über die Schulter.

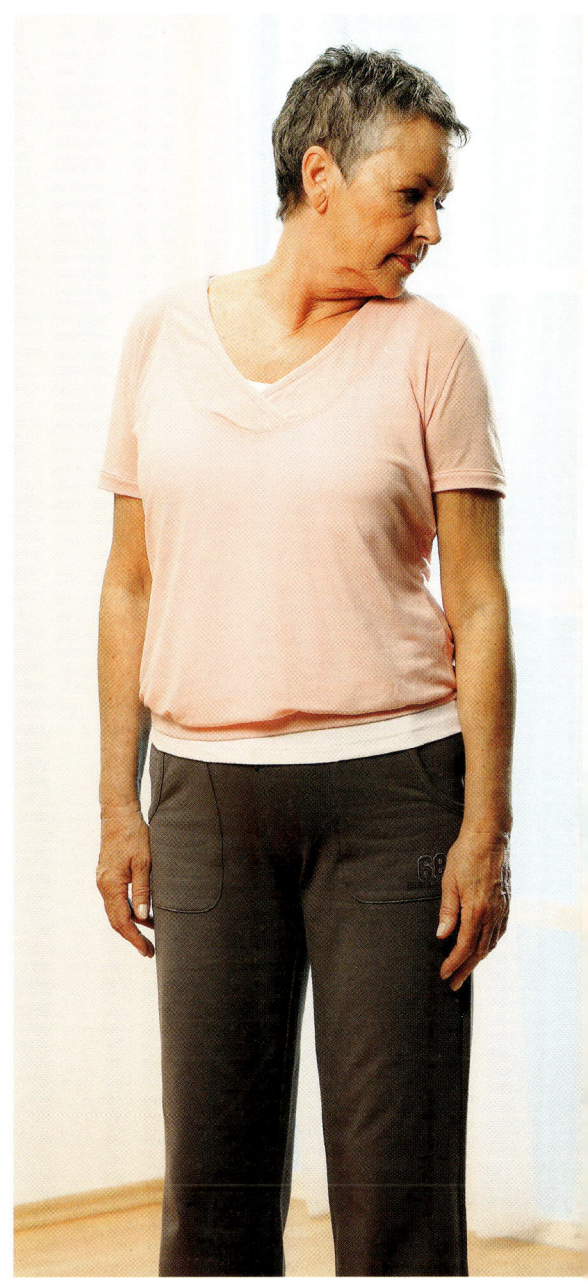

2 Ihr Trainingsplan

BEWEGLICHKEIT

Ü52

Die Brust dehnen

Stellen Sie sich in Schrittstellung mit der rechten Körperseite an eine Wand. Beugen Sie Ihre Knie und ziehen Sie den Bauchnabel nach innen ein. Legen Sie nun die Handkante der rechten Kleinfingerseite hinter sich über Schulterhöhe an die Wand. Die Handfläche zeigt nach oben. Nun den Oberkörper sanft nach links außen drehen. Wiederholen Sie die Übung auch auf der anderen Seite: Stellen Sie sich mit der linken Körperseite an die Wand und legen Sie die linke Kleinfingerseite hinter sich über Schulterhöhe an die Wand. Nun dreht der Körper nach rechts außen.

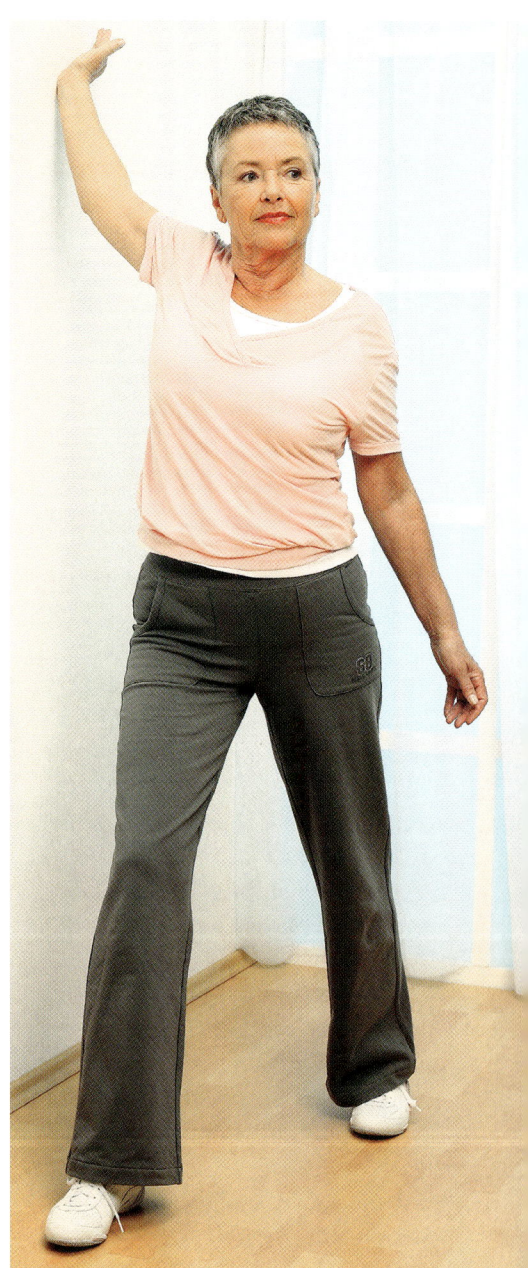

▶ Die Brustmuskeln dehnen.

Ü 53

Hand und Finger strecken
Strecken Sie den rechten Arm nach vorn aus, dabei zeigt der Handrücken nach oben. Heben Sie die Fingerspitzen etwas nach oben an und greifen Sie mit der linken Hand an die Finger der rechten Hand und ziehen Sie sie sanft nach oben und etwas in Richtung zum Körper heran. Das Ellbogengelenk ist fast gestreckt. Wiederholen Sie die Übung auch mit der anderen Hand.

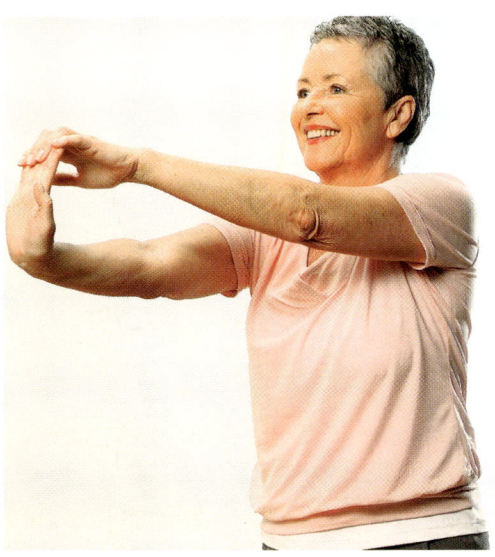

▲ Hand und Finger strecken.

Ü 54

Die Beinrückseite dehnen
Stellen Sie den rechten Fuß mit der Ferse auf, der linke Fuß bleibt fest auf dem Boden stehen und das linke Knie wird etwas gebeugt. Nun schieben Sie Ihren Po weit nach hinten, beugen das linke Knie etwas stärker und beugen gleichzeitig den Oberkörper gerade nach vorn. Das rechte Bein bleibt im Kniegelenk gestreckt. Wenn Sie einen Dehnreiz auf der rechten Beinrückseite spüren, machen Sie die Übung richtig. Seitenwechsel nicht vergessen.

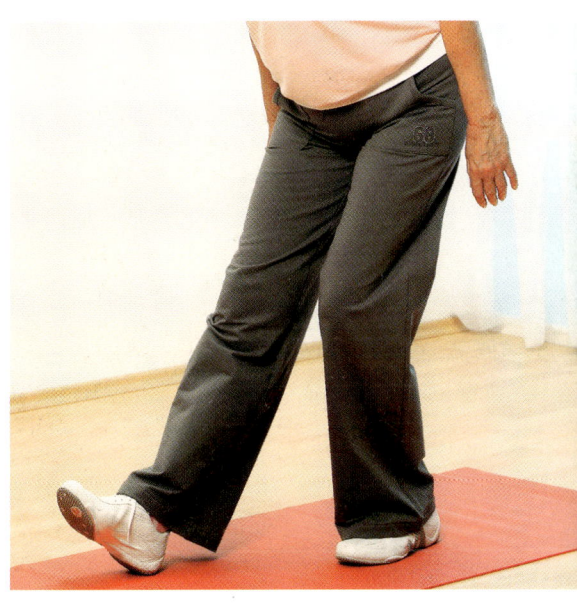

▲ Die Beinrückseite dehnen.

2 Ihr Trainingsplan

BEWEGLICHKEIT

Ü55

Die Wade dehnen

Für diese Übung brauchen Sie einen etwa fünf Zentimeter hohen festen Gegenstand, auf den Sie treten können, zum Beispiel einen Holzklotz oder ein dickes Buch. Gehen Sie in Schrittstellung und stellen Sie die Fußspitze des hinten stehenden Fußes auf das Buch oder den Holzklotz. Die Ferse steht fest auf dem Boden. Spüren Sie eine Dehnung in der hinteren Wade? Dann machen Sie es richtig. Nun können Sie die Dehnung noch etwas verstärken, indem Sie mit geradem Oberkörper etwas nach vorn gehen und das Gewicht auf das vordere Bein verlagern. Dann die andere Wade dehnen.

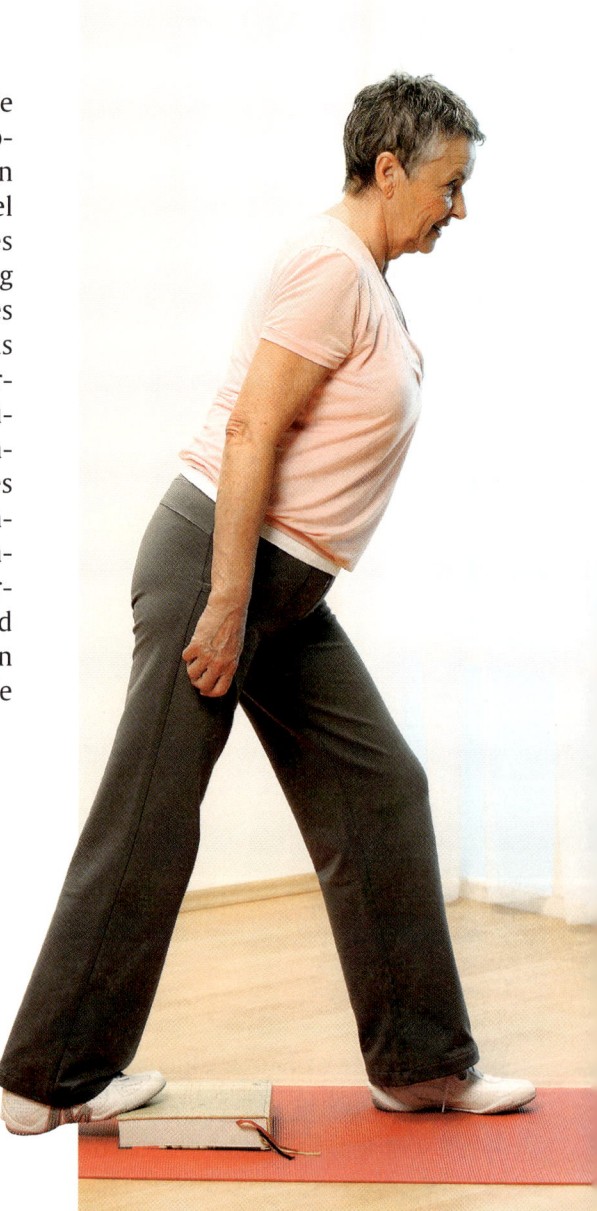

▶ Die Waden dehnen.

Das Programm für eine gute Beweglichkeit

Ü56

Die Körperseite dehnen

Sie stehen mit gegrätschten Beinen, die Knie sind leicht gebeugt, die Fußspitzen zeigen etwas nach außen. Nun mit der rechten Hand auf dem rechten Oberschenkel abstützen und den linken Arm nach oben anheben. Neigen Sie jetzt Ihren Oberkörper zur rechten Seite und ziehen Sie den linken Arm lang über den Kopf nach rechts. Wiederholen Sie die Übung auch auf der anderen Seite.

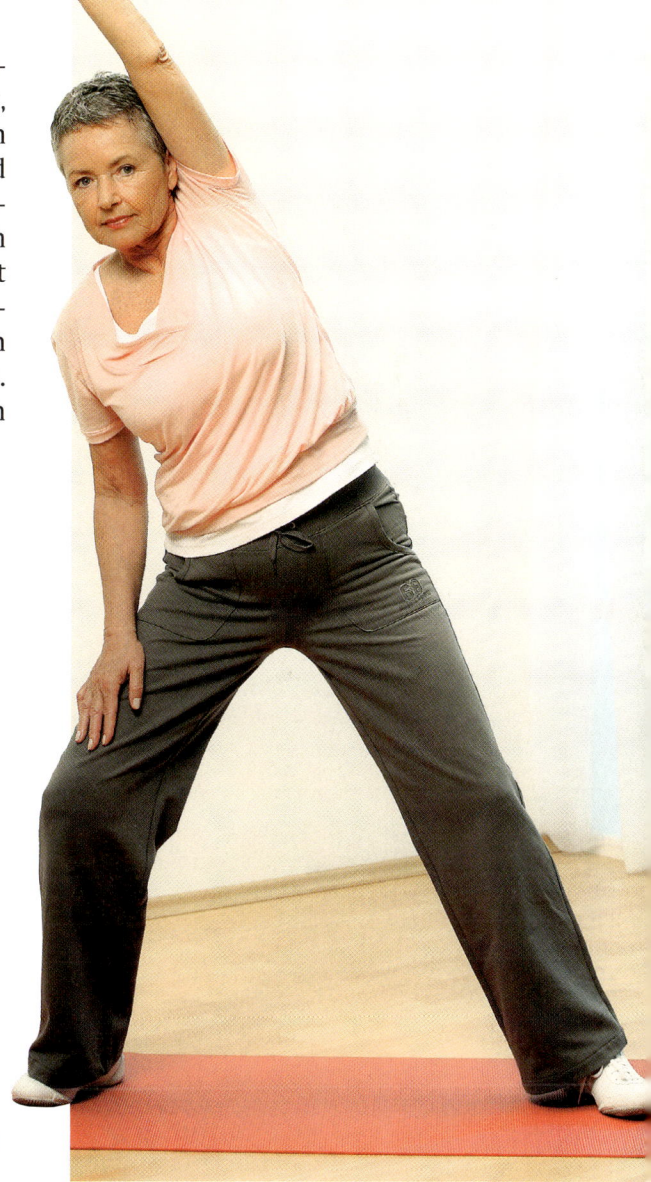

▶ Die Körperseite in die Länge ziehen.

2 Ihr Trainingsplan

BEWEGLICHKEIT

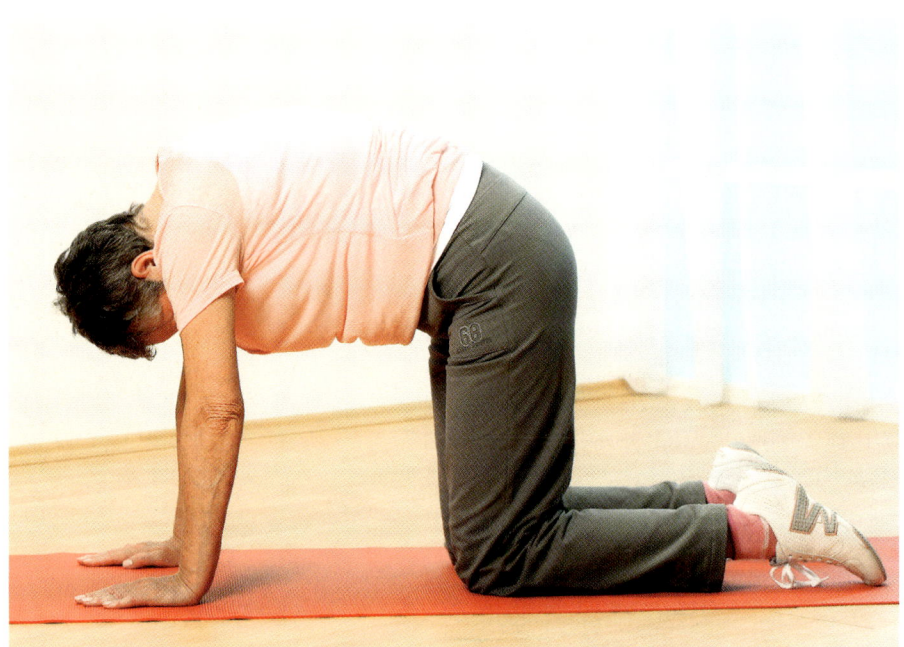

Bodenübungen für noch bessere Beweglichkeit

Für die folgenden Übungen müssen Sie auf den Boden gehen. Legen Sie sich einfach auf den Wohnzimmerteppich oder besorgen Sie sich eine Decke, ein großes Handtuch oder ein dünne Sportmatte. Dies gilt selbstverständlich nur für diejenigen, die sich selbstständig hinlegen und auch wieder aufstehen können. Falls Sie das nicht mehr können, dann lassen Sie diese Bodenübungen einfach weg. Sie sollten die Bodenübungen ebenfalls nicht machen, wenn Sie unsicher sind, ob Sie allein wieder hochkommen. Falls Sie jedoch fit genug sind, es Ihnen jedoch zu mühsam erscheint, dann bedenken Sie: Alle Funktionen, die nicht mehr geübt werden, baut der Körper mit der Zeit ab. Wer sich dagegen regelmäßig auf den Boden setzt oder legt und auch wieder aufsteht, trainiert diese Fähigkeiten und erhält sie.

▲ Katzenbuckel und Hohlkreuz.

Das Programm für eine gute Beweglichkeit

Ü57

Katzenbuckel und Hohlkreuz
Gehen Sie in den Vierfüßlerstand. Sie berühren mit beiden Knien und beiden Händen den Boden. Nun machen Sie einen Katzenbuckel, schieben Sie Ihren Rücken ganz rund nach oben und machen Sie ein Doppelkinn. Dann bewegen Sie Ihren Rücken in die andere Richtung: Nehmen Sie Ihren Kopf nach oben und machen Sie den Rücken ganz hohl. Wiederholen Sie die Übung immer im Wechsel.

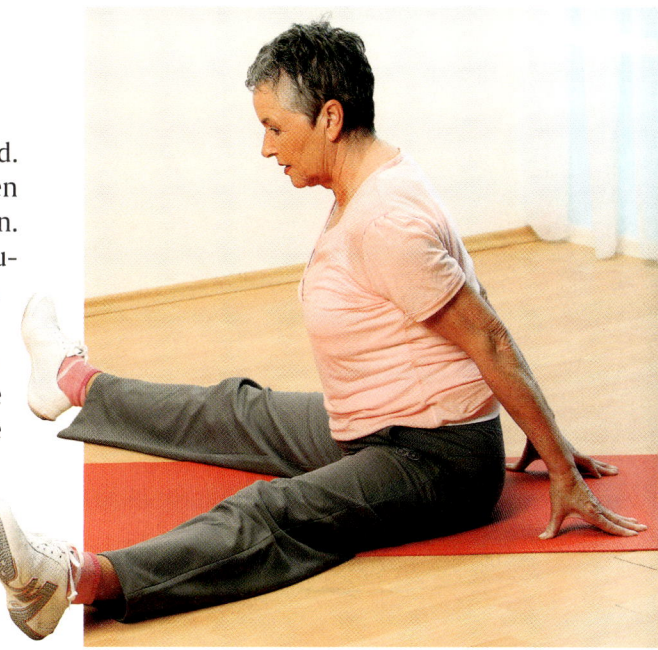

▲ Im Sitzen mit geradem Rücken nach vorn kommen.

Ü58

Grätschsitz
Setzen Sie sich auf den Boden und grätschen Sie Ihre Beine weit nach außen. Sie sitzen genau auf Ihren beiden Sitzbeinhöckern, das sind die zwei Knochenplatten, die Sie beim aufrechten Sitzen am Gesäß spüren können. Ziehen Sie Ihren Bauchnabel nach innen und oben, richten Sie Ihre Wirbelsäule auf, schieben Sie Ihr Brustbein nach vorn und setzen Sie die Fingerspitzen beider Hände hinter dem Körper auf den Boden auf. Nun den Oberkörper in einer geraden Linie nach vorn bewegen. Lassen Sie die Beine lang, nicht mit den Knien nach oben kommen. Fingerspitzen am Boden.

TIPP

Vergessen Sie Ihren Ehrgeiz!
Vergessen Sie bei dieser Übung Ihren Ehrgeiz. Ziehen Sie sich auf keinen Fall mit Schwung unkontrolliert nach vorn. Dabei ziehen die Schultern nach vorn und der Rücken wird rund. Dann bringt die Übung überhaupt nichts und der Rücken wird unnötig belastet.

2 Ihr Trainingsplan

Ü59

Den unteren Rücken dehnen

Legen Sie sich auf den Rücken und ziehen Sie beide Knie an den Bauch heran. Der Kopf bleibt auf dem Boden liegen, Sie können ein kleines Kissen oder ein zusammengerolltes Handtuch unter Ihren Kopf legen. Legen Sie die Hände auf die Kniescheiben und schaukeln Sie so ein wenig nach rechts und links. Dabei wird der untere Rücken, die Lendenwirbelsäule, gegen den Boden bewegt. Die Übung dehnt die Muskeln des unteren Rückens und massiert sie. Versuchen Sie auch, die Knie gemütlich kreisen zu lassen.

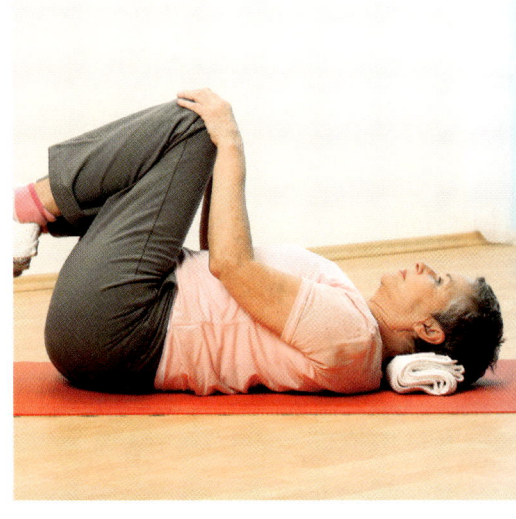

▲ Den unteren Rücken dehnen.

Ü60

Die Pomuskeln dehnen

Legen Sie sich auf den Rücken und legen Sie den rechten Fuß auf den linken Oberschenkel, das rechte Knie zeigt nach außen. Die Hände um den linken Oberschenkel legen. Nun mithilfe der Hände den linken Oberschenkel an den Bauch heranziehen. Etwa zehn Sekunden lang. Dann Seitenwechsel.

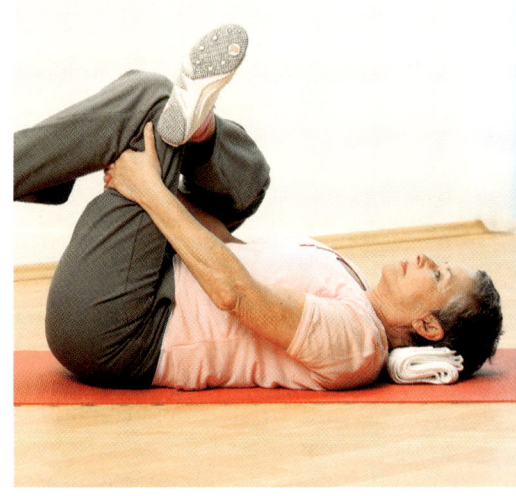

▲ Diese Übung dehnt Ihre Gesäßmuskeln.

Für mehr Vitalität und weniger Schmerzen im Alltag und beim Sport

Um das Alter möglichst schwungvoll und aktiv erleben zu können, braucht man eine gute Portion Energie. Energie, um sich zu motivieren, Energie, etwas Neues auszuprobieren, Energie für den täglichen Spaziergang und die Kraftübungen. Vielen älteren Menschen fällt es schwer, ihre Energie zu bewahren und sich nicht durch die Probleme, die das Älterwerden manchmal mit sich bringt, entmutigen zu lassen.

Im Folgenden habe ich zwei Programme für Sie zusammengestellt, die Ihnen helfen können, mit Schmerzen und Unwohlsein im Rücken und in den Knien besser umzugehen. Es geht darum, die Schwachstellen zu stabilisieren und dadurch die Schmerzen besser in den Griff zu bekommen.

Merke

Das Leben zählt viele Tage. Doch was zählt, ist ein Tag voller Leben.
Anonymus

Neben Ärger, Frust und negativen Gedanken können auch Schmerzen und körperliche Beeinträchtigungen zu Energieräubern werden. Natürlich ist es viel schwerer aufzustehen, wenn die Knie schmerzen.

Gutes für den Rücken – das Programm gegen Rückenschmerzen

Rückenschmerzen können viele Ursachen haben. Langes Sitzen und einseitige Belastungen im Alltag sind die häufigsten Gründe. Die Muskeln geraten ins Ungleichgewicht und die Haltung verschlechtert sich. Meist sind einige Rückenmuskeln zu schwach, andere sind verspannt. Mit diesen Übungen tun Sie Ihrem Rücken etwas Gutes. Sie bringen ihn in Schwung, kräftigen die Muskeln, dehnen verspannte Körperbereiche und mobilisieren die Wirbelsäule.

2 Ihr Trainingsplan

Die Rückenübungen

Ü61

Schultern bewegen

Stellen sie sich aufrecht hin und bewegen Sie Ihre Schultern. Zunächst einmal die Schultern rückwärts kreisen lassen, in möglichst großen Kreisen. Nutzen Sie dabei das gesamte Bewegungspotenzial, das die Schultergelenke Ihnen bieten. Immer wenn die Schultern sich gerade hinten und unten befinden, können Sie versuchen, Sie noch ein wenig weiter nach hinten und nach unten zu ziehen. Zwanzigmal.

Dann die Schultern im Wechsel nach vorn bewegen, dabei wird der Rücken rund. Und nach hinten, dabei ziehen Sie Ihre Schulterblätter an die Wirbelsäule heran. Zwanzigmal.

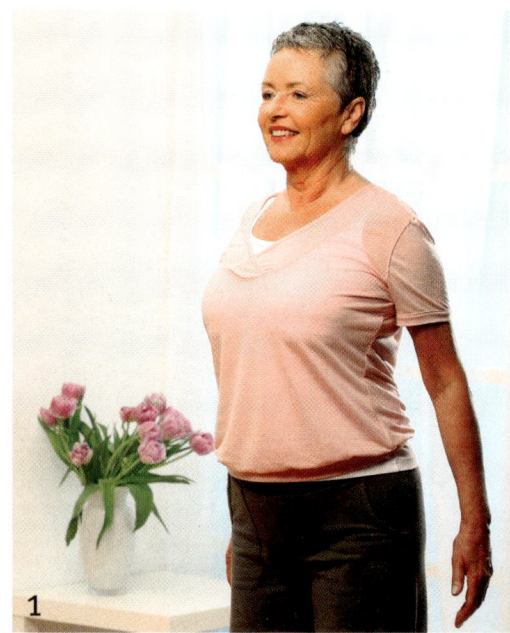

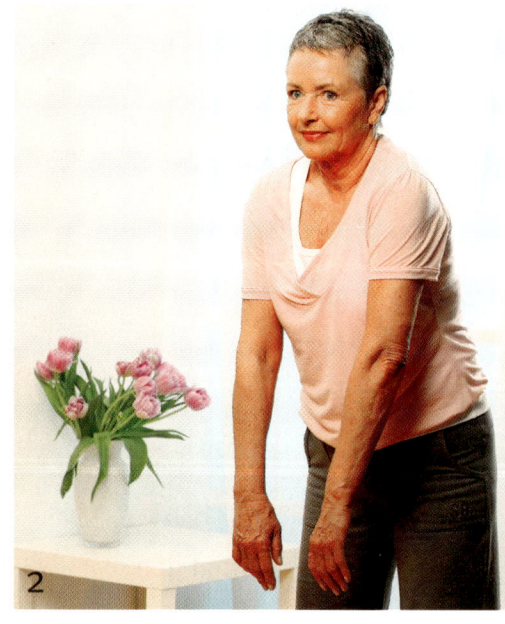

▶ 1: Die Schultern rückwärts kreisen.
2: Die Schultern im Wechsel nach vorn und nach hinten bewegen.

Für mehr Vitalität und weniger Schmerzen im Alltag und beim Sport

Ü62

Der Adler
Stellen Sie sich aufrecht hin und beugen Sie leicht Ihre Knie. Nun heben Sie beide Arme auf der Seite an und beugen Ihre Unterarme, sodass Oberarme und Unterarme einen 90-Grad-Winkel bilden. Die Ellbogen sind bis auf Schulterhöhe angehoben und die Daumen zeigen nach hinten. Nun bewegen Sie die Arme in dieser Position hinter den Körper – und spüren, wie Sie damit die Schulterblätter an die Wirbelsäule heranziehen. Dann die Arme wieder zurückführen. Wiederholen Sie die Übung zehnmal. Machen Sie dann eine kurze Pause, in der Sie die Schultern und die Arme gut auslockern und wiederholen Sie die Übung dann noch zehnmal. Danach wieder gut auslockern.

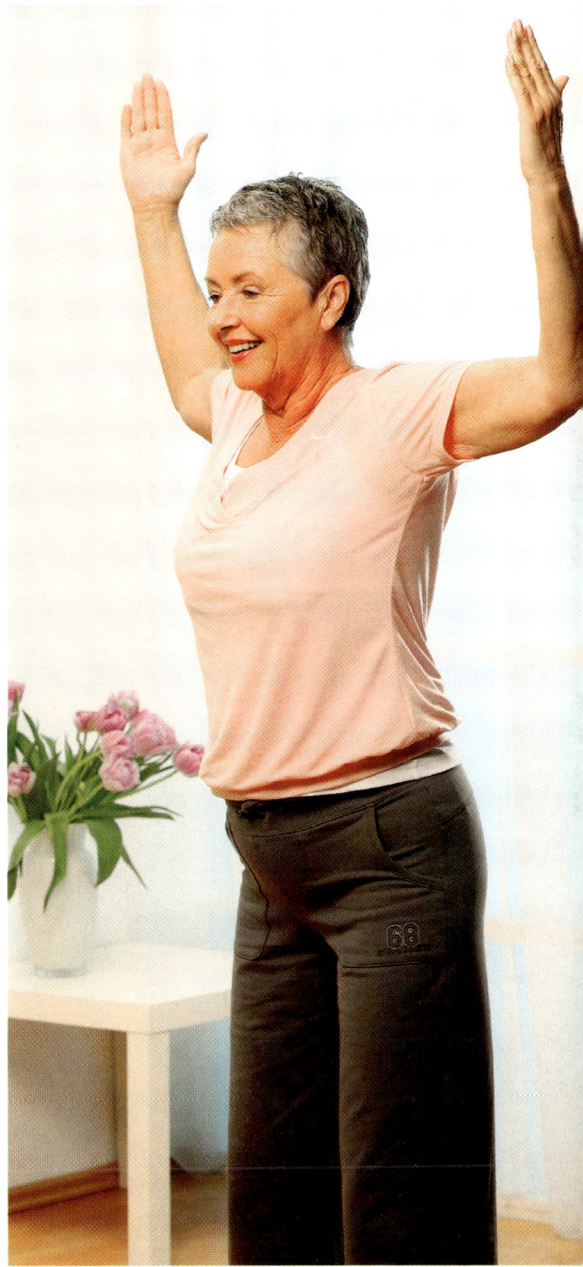

▶ Der Adler kräftigt den oberen Rücken.

2 Ihr Trainingsplan

WENIGER SCHMERZEN

Ü63

Schüttelübung

Sie stehen mit leicht gebeugten Knien. Beide Hände greifen vor dem Körper ineinander. Dabei zeigen die Ellbogen nach außen. Nehmen Sie folgende Haltung an: Den Bauchnabel einziehen, das Brustbein aufrichten, die Schulterblätter tief und von den Ohren weg bewegen. Nun ziehen die Finger mit Kraft aneinander und die Ellbogen ziehen nach außen. Jetzt versuchen durch kleine Schüttelbewegungen, so als wollten Sie ein Sieb schütteln, den ganzen Rumpf in Vibration zu versetzen. Spüren Sie diese kleinen „Schüttelbewegungen" auch im unteren Rücken? Das ist gut, dann machen Sie die Übung richtig. Wiederholen Sie die Übung insgesamt dreimal und machen Sie nach jeder Wiederholung eine kurze Lockerungspause.

▶ Die Schüttelübung trainiert die tief liegenden Rückenmuskeln.

Für mehr Vitalität und weniger Schmerzen im Alltag und beim Sport

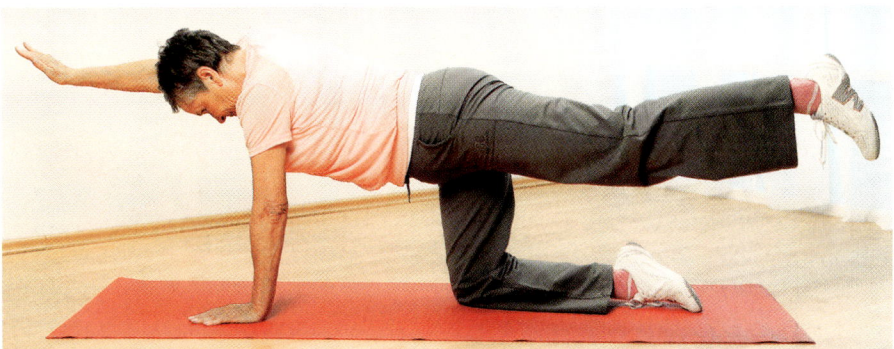

▲ Kraft für den Rücken – die Katze, Teil 1.
▼ Den Rücken mobilisieren – die Katze, Teil 2.

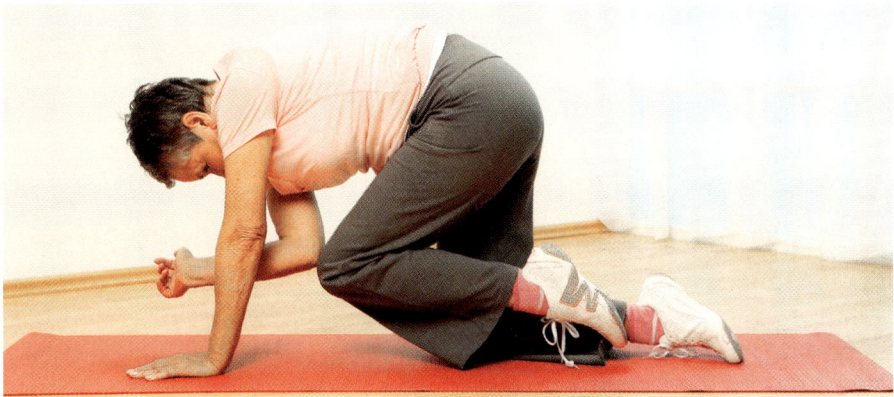

Ü64

Die Katze

Nun geht's runter auf den Boden. Gehen Sie in den Vierfüßlerstand, also Knie und Hände berühren den Boden. Dabei befinden sich die Handgelenke senkrecht unter den Schultern und die Knie senkrecht unter den Hüftgelenken. Nun den Bauchnabel ein wenig nach innen einziehen, als könnten Sie ihn an die Wirbelsäule heranführen. Dann den rechten Arm und das linke Bein lang ausstrecken. Wenige Sekunden so halten. Dann Arm und Bein beugen, der rechte Ellenbogen berührt jetzt das linke Knie. Und wieder lang ausstrecken. Immer im Wechsel. Insgesamt zehnmal.

2 Ihr Trainingsplan

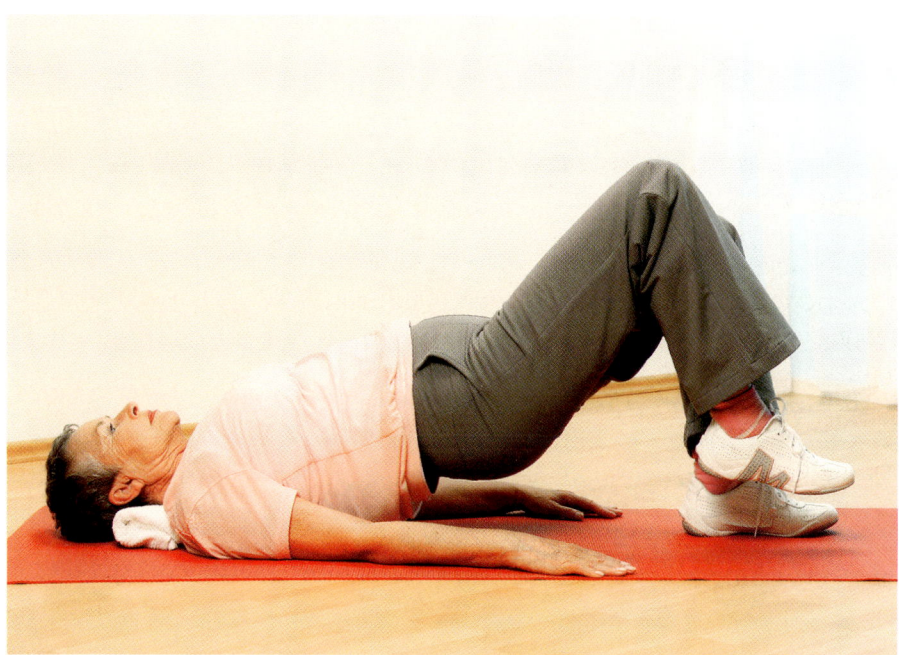

Ü65

Schulterbrücke
Legen Sie sich nun auf den Rücken und stellen Sie beide Füße mit der ganzen Sohle auf den Boden. Heben Sie den Rücken ganz langsam, von unten angefangen, Wirbel für Wirbel an. So hoch rollen, dass der untere Rand der Schulterblätter noch auf dem Boden bleibt. Dadurch wird der Druck von der Halswirbelsäule genommen. Nun versuchen Sie, den rechten Fuß vom Boden anzuheben und wieder abzusetzen. Dann links, den Fuß heben und absetzen. Immer im Wechsel. Auf jeder Seite zehnmal. Machen Sie danach eine kurze Pause, die Wirbelsäule wieder langsam auf den Boden abrollen, von oben anfangen. Dann noch einmal aufrollen – und die Füße im Wechsel heben und wieder absetzen.

▲ Die Schulterbrücke kräftigt die unteren Rückenmuskeln.

Für mehr Vitalität und weniger Schmerzen im Alltag und beim Sport

Wellness für das Knie – das Programm für stabile Kniegelenke

Unsere Kniegelenke müssen einiges aushalten: Mit jedem Schritt und jeder Treppenstufe werden sie wieder belastet. Das ist eigentlich kein Problem für unseren Körper, denn die Natur hat unsere Gelenke so konstruiert, dass sie durch eine dicke Knorpelschicht geschützt sind. Dieser gleicht die Druckbelastungen auf das Gelenk aus. Leider gibt es eine Schwachstelle: Der Knorpel kann nur dann ausreichend ernährt werden und damit gesund und widerstandsfähig bleiben, wenn das Gelenk genug Bewegung bekommt. Nur dann bildet sich die Gelenkflüssigkeit, die den Knorpel ernährt. Wenn Gelenke zu wenig Bewegung bekommen, neigen sie viel eher dazu zu verschleißen und abzunutzen. Doch Bewegung fürs Knie kann noch mehr: Die Muskeln und Bänder, die rund ums Knie herum liegen und die Gelenke stabilisieren, werden mit der Zeit stabiler, robuster und widerstandsfähiger.

Die Knieübungen

Ü66

Die Knie zusammendrücken
Setzen Sie sich aufrecht auf die Stuhlkante. Klemmen Sie sich ein dickes Handtuch zwischen die Knie. Nun beide Knie kräftig zusammendrücken. Etwa fünf Sekunden lang, dabei fließend weiteratmen. Dann die Spannung lösen. Wiederholen Sie die Übung fünfmal.

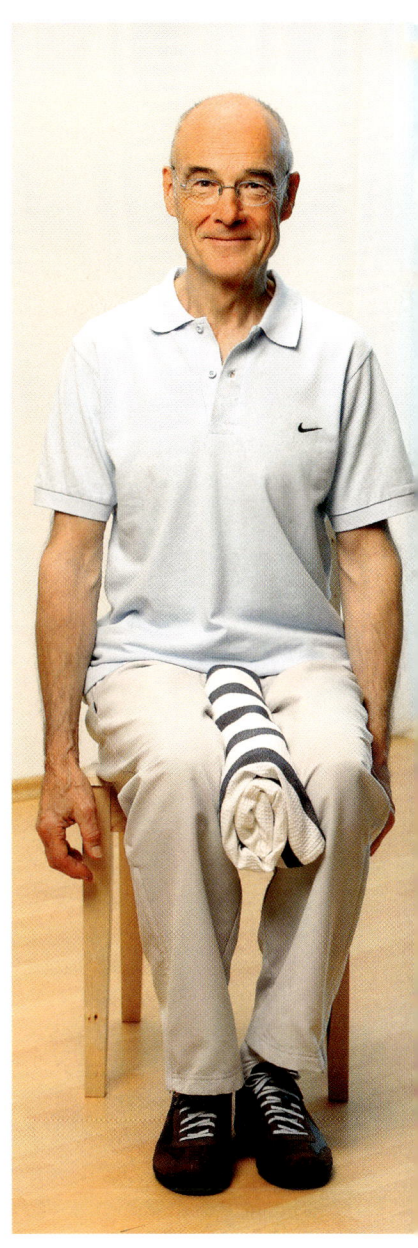

▲ Die Knie zusammendrücken.

2 Ihr Trainingsplan

Ü67

Diagonal anheben
Im Sitzen den rechten Fuß vom Boden anheben und den rechten Unterschenkel schräg nach links oben führen. Dabei zeigen die Zehen nach außen und die Ferse nach innen. In dieser Position das Bein etwa fünf Sekunden halten und dann langsam wieder zurückführen. Fünf Wiederholungen. Dann Seitenwechsel!

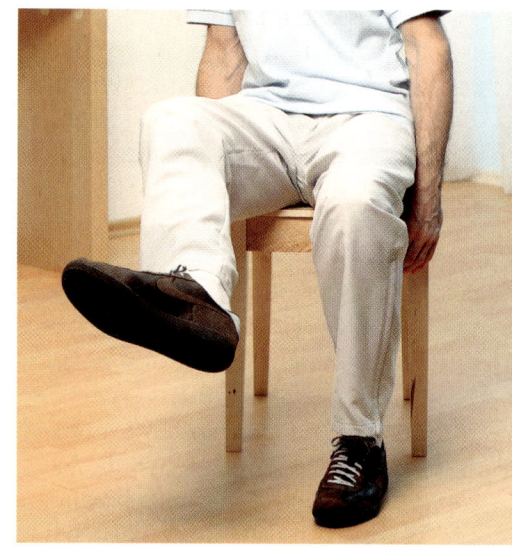

▲ Unterschenkel schräg nach oben anheben.

Ü68

Fußseiten anheben
Im Sitzen trainieren wir zunächst das rechte Knie: Der rechte Fuß wird vom Boden angehoben. Nun den rechten Unterschenkel etwas nach außen bewegen und gleichzeitig die Außenseite des rechten Fußes deutlich heben, etwa fünf Sekunden halten und wieder in die Mitte zurückkommen. Dann den rechten Unterschenkel nach innen bewegen und gleichzeitig die Innenseite des Fußes nach oben ziehen. Fünf Sekunden halten und wieder in die Mitte zu-

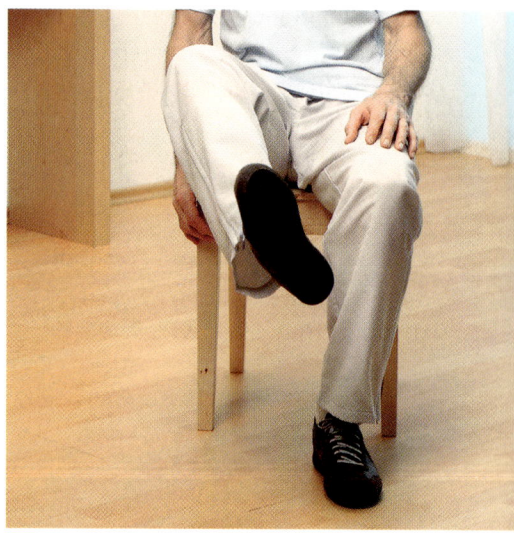

▲ Die Seiten des Fußes nach außen und innen anheben.

rückführen. Immer im Wechsel, nach außen heben, nach innen heben. Insgesamt fünfmal mit dem rechten Bein. Dann erfolgt der Wechsel auf links fünfmal.

Ü69

Die Knie öffnen

Diese Übung machen Sie am besten im Stehen. Dazu brauchen Sie nun Ihr elastisches Fitness-Band. Das kennen Sie ja schon vom Muskeltraining für Fortgeschrittene. Das Band ist so zusammengeknotet, dass eine etwa 30 Zentimeter lange Schlaufe entsteht. Stellen Sie sich in das Band, das Band befindet sich auf Höhe der Kniegelenke, die Füße sind etwa hüftbreit geöffnet. Nun verlagern Sie Ihr Gewicht auf die Fußspitzen und öffnen Sie die Knie langsam gegen den Widerstand des Bandes nach außen. Dann genauso langsam wieder schließen.

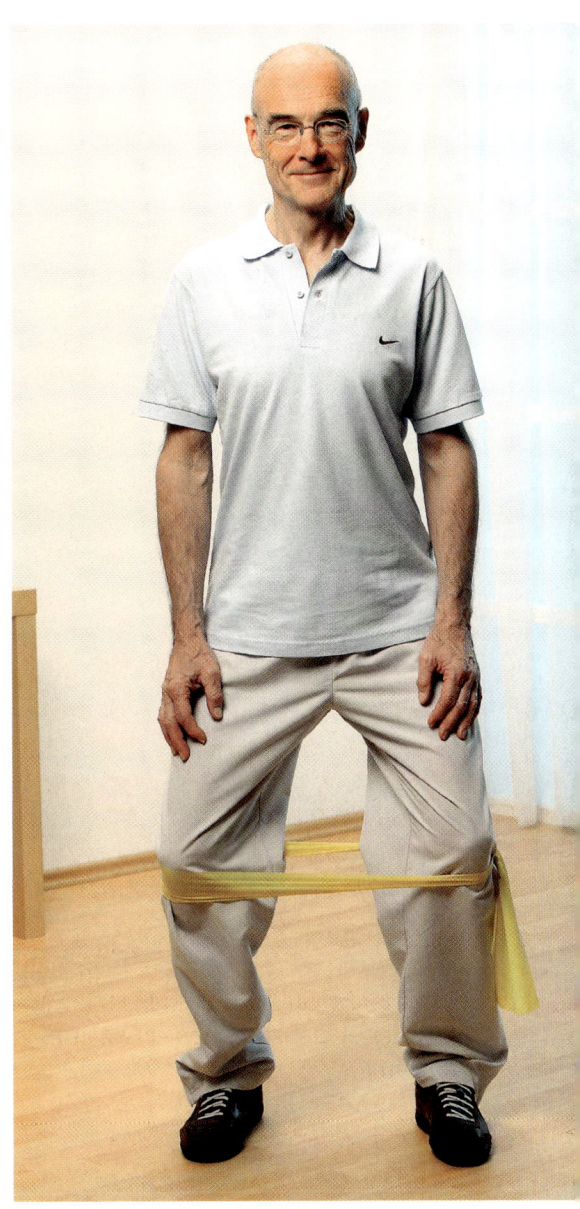

▲ Die Knie gegen den Widerstand des Bandes öffnen.

… WENIGER SCMERZEN

2 Ihr Trainingsplan

Ü70

Das Bein kreuzen
Nun das Band um die Fußgelenke legen. Stellen Sie sich frontal vor eine Wand und halten Sie sich mit beiden Händen daran fest. Ihre Beine sind so weit geöffnet, dass das Band bereits ein wenig unter Spannung steht. Sie stehen auf dem linken Fuß und heben den rechten etwas vom Boden an. Jetzt den rechten Fuß vor dem linken Fuß kreuzen und dabei das Band langsam auseinanderziehen. Dann genauso langsam wieder zurückführen. Insgesamt fünfmal. Dann die gleiche Übung auf der anderen Seite: Auf rechts stehen und den linken Fuß vor dem rechten kreuzen und dabei das Band langsam auseinanderziehen. Fünf Wiederholungen.

▶ Das Band gegen Widerstand vor dem Körper kreuzen.

Service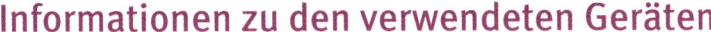

Informationen zu den verwendeten Geräten

Elastisches Übungsband
Für das Muskeltraining für Fortgeschrittene brauchen Sie ein elastisches Übungsband. Solche elastischen Bänder sind in guten Sportfachgeschäften erhältlich.

Instabile Unterlagen
Für das Balance-Training für Fortgeschrittene benötigen Sie eine instabile Unterlage. Auch diese Unterlagen gibt es in verschiedenen Ausführungen von unterschiedlichen Firmen in Sportfachgeschäften

Literatur

Becker, C., Lindemann, U., & Rißmann, U. (2003). Sturzprophylaxe, Sturzgefährdung und Sturzverhütung in Heimen. Hannover: Vincentz Verlag.

Häfelinger, U., & Schuba, V. (2002). Koordinationstherapie: Propriozeptives Training. Aachen: Meyer & Meyer.

Regelin, P. (2002). Stretching. Die besten Übungsprogramme für elastische Muskeln und einen schönen Body. 2. Auflage. München: Gräfe und Unzer.

Regelin, P. (2005). Nordic Walking – aber richtig! Alles über Ausrüstung, Technik, Training und Gesundheit. 3. Auflage. München: BLV-Verlag.

Regelin, P., Mommert-Jauch, P. (2005): Nordic Walking – Programme für Frauen. München: BLV-Verlag.

Regelin, P. (2006). So verhindern Sie Stürze! Stürze müssen nicht sein. Ratgeber für ältere Menschen. Mit einem Programm für Kraft, Balance und Beweglichkeit. Mainz: Landeszentrale für Gesundheitsförderung in Rheinland-Pfalz e.V. (LZG). Materialien zur Gesundheitsförderung. LZG-Schriftenreihe Nr. 114.

Regelin, P. (2007). Gesunde Knochen und Gelenke durch Pilates. München: BLV-Verlag.

Regelin, P., Winkler, J., Nieder, F., Brach, M. (2007). Fit bis ins hohe Alter. Eine Kurskonzeption zur Erhaltung von Selbstständigkeit und zur Verhinderung von Stürzen im Alter. Aachen: Meyer & Meyer. (Noch nicht erschienen.)

Runge, M., Rehfeld, G. (2001). Mobil bleiben – Pflege bei Gehstörungen und Sturzgefahr. Vorsorge, Schulung, Rehabilitation. Hannover: Schlütersche Verlag und Druckerei.

Winkler, J., Regelin, P., Brach, M., Mommert-Jauch, P., Rott, C., & Haack, C. (2005). Bewegung und Gesundheitsförderung für Hochaltrige. Frankfurt a. M.: Deutscher Turner-Bund.

Hilfreiche Adressen

Deutscher Turner-Bund, Otto-Fleck-Schneise 8, 60528 Frankfurt, Tel.: 069/67801-0, www.dtb-online.de

Landeszentrale für Gesundheitsförderung in Rheinland-Pfalz e.V. (LZG), Karmeliterplatz 3, 55116 Mainz, Tel.: 06131/2069-0, www.lzg-rlp.de

Jetzt auf 400 Seiten:

„Gute Besserung" für Sie!

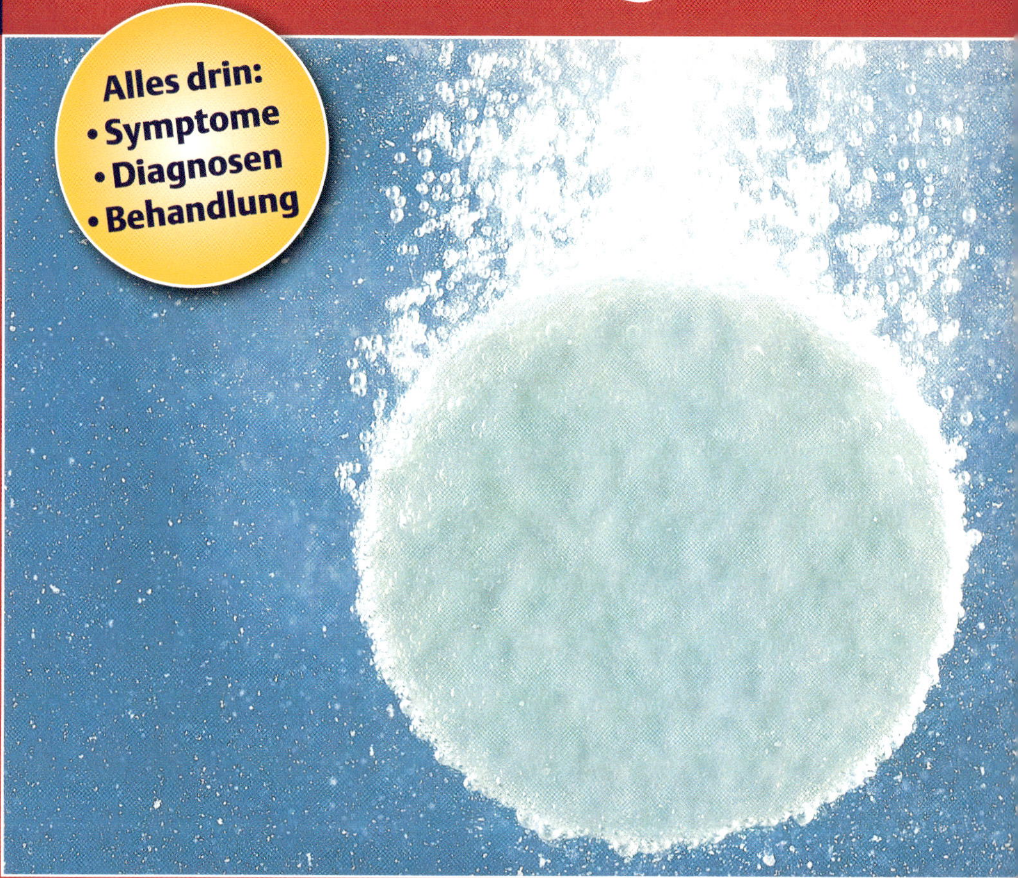

Alles drin:
- **Symptome**
- **Diagnosen**
- **Behandlung**

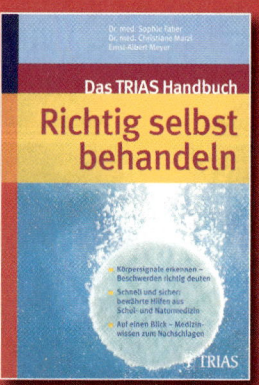

Was hilft bei welchen Beschwerden? Antwort gibt das TRIAS Handbuch. Mit fundiertem Wissen aus Schulmedizin, Naturheilkunde und Homöopathie auf 400 Seiten. Dazu bewährte Hausmittel und rezeptfreie Medikamente für eine „gute Besserung".

416 Seiten, € 24,95 [D] / € 25,70 [A] / CHF 42,40
ISBN 978-3-8304-3253-1

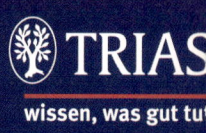

Wer nicht lesen will, kann hören!

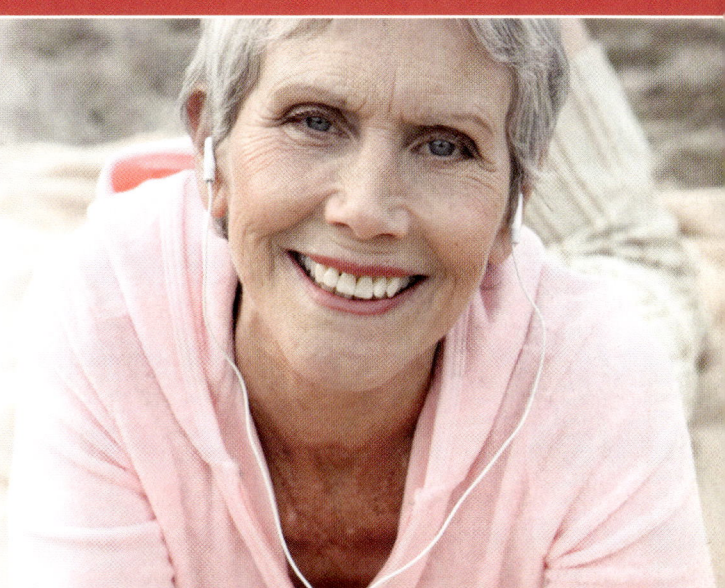

Erfolgreiche TRIAS-Ratgeber-Themen jetzt neu als Hörbuch

- **wichtige Information:** geprüftes Wissen in bewährter TRIAS-Qualität
- **kompetenter Expertenrat:** Berichte, Interviews und Erläuterungen
- **konkrete Anleitungen:** praktischer Teil mit Übungen

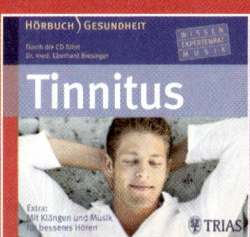

ISBN 978-3-8304-3403-0

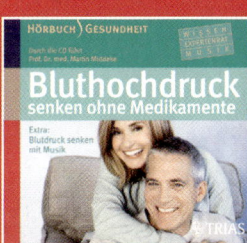

ISBN 978-3-8304-3404-7

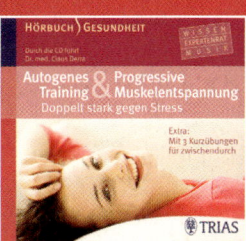

ISBN 978-3-8304-3375-0

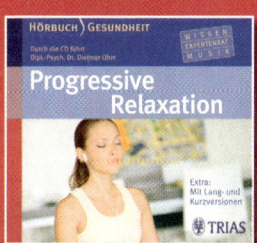

ISBN 978-3-8304-3406-1

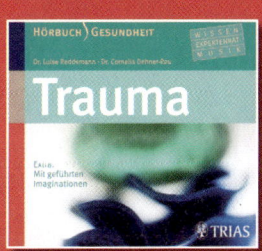

ISBN 978-3-8304-3405-4

www.trias-gesundheit.de

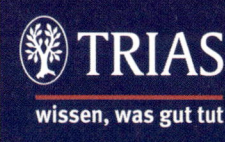

Alle Titel: Laufzeit: ca. 70 Min. · € 14,95 [D] / € 14,95 [A] / CHF 26,20 (unverbindl. Preisempfehlung)
In Ihrer Buchhandlung

Impressum

Bibliografische Information der Deutschen Nationalbibliothek
Die Deutsche Nationalbibliothek verzeichnet diese Publikation in der Deutschen Nationalbibliografie; detaillierte bibliografische Daten sind im Internet über http://dnb.d-nb.de abrufbar.

Programmplanung: Sibylle Duelli

Redaktion: Stefanie Windfelder
Bildredaktion: Christoph Frick

Umschlaggestaltung: Cyclus ·
Visuelle Kommunikation, Stuttgart

Bildnachweis
Umschlagfoto vorn/hinten und Fotos im Innenteil:
Fridhelm Volk, Stuttgart.

Die Übungsgeräte wurden uns von folgenden Firmen zur Verfügung gestellt: AIREX, Gangler & Lutz oHG, Aalen-Ebnat (Balance-Pad); TOGU, Gebr. Obermaier oHG, Prien-Bachham (Aero Step XL); Yogistar Vertriebs GmbH, Wiggensbach (Matten) und Thera-Band GmbH, Hadamar (Thera-Bänder)

© 2007 TRIAS Verlag in MVS Medizinverlage Stuttgart GmbH & Co. KG
Oswald-Hesse-Straße 50, 70469 Stuttgart

Printed in Germany

Satz: Cyclus · Media Produktion, Stuttgart
gesetzt in InDesign CS2
Druck: Westermann Druck Zwickau GmbH, Zwickau

Gedruckt auf chlorfrei gebleichtem Papier

ISBN 978-3-8304-3366-8   1 2 3 4 5 6

Wichtiger Hinweis: Wie jede Wissenschaft ist die Medizin ständigen Entwicklungen unterworfen. Forschung und klinische Erfahrung erweitern unsere Erkenntnisse, insbesondere was Behandlung und medikamentöse Therapie anbelangt. Soweit in diesem Werk eine Dosierung oder eine Applikation erwähnt wird, darf der Leser zwar darauf vertrauen, dass Autoren, Herausgeber und Verlag große Sorgfalt darauf verwandt haben, dass diese Angabe dem Wissensstand bei Fertigstellung des Werkes entspricht.

Für Angaben über Dosierungsanweisungen und Applikationsformen kann vom Verlag jedoch keine Gewähr übernommen werden. Jeder Benutzer ist angehalten, durch sorgfältige Prüfung der Beipackzettel der verwendeten Präparate und gegebenenfalls nach Konsultation eines Spezialisten festzustellen, ob die dort gegebene Empfehlung für Dosierungen oder die Beachtung von Kontraindikationen gegenüber der Angabe in diesem Buch abweicht. Eine solche Prüfung ist besonders wichtig bei selten verwendeten Präparaten oder solchen, die neu auf den Markt gebracht worden sind. Jede Dosierung oder Applikation erfolgt auf eigene Gefahr des Benutzers. Autoren und Verlag appellieren an jeden Benutzer, ihm etwa auffallende Ungenauigkeiten dem Verlag mitzuteilen.

Die Ratschläge und Empfehlungen dieses Buches wurden vom Autor und Verlag nach bestem Wissen und Gewissen erarbeitet und sorgfältig geprüft. Dennoch kann eine Garantie nicht übernommen werden. Eine Haftung des Autors, des Verlages oder seiner Beauftragten für Personen-, Sach- oder Vermögensschäden, die aus den im Buch enthaltenen Informationen und Übungen resultieren, ist ausgeschlossen .

Das Werk, einschließlich aller seiner Teile, ist urheberrechtlich geschützt. Jede Verwertung außerhalb der engen Grenzen des Urheberrechtsgesetzes ist ohne Zustimmung des Verlages unzulässig und strafbar. Das gilt insbesondere für Vervielfältigungen, Übersetzungen, Mikroverfilmungen und die Einspeicherung und Verarbeitung in elektronischen Systemen.